楽しくいきいき、認知症予防！

利用者像に合わせた認知機能低下予防プログラムの実際

【監修】高橋龍太郎　東京都健康長寿医療センター研究所 副所長

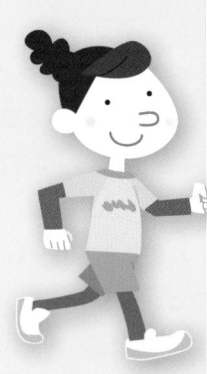

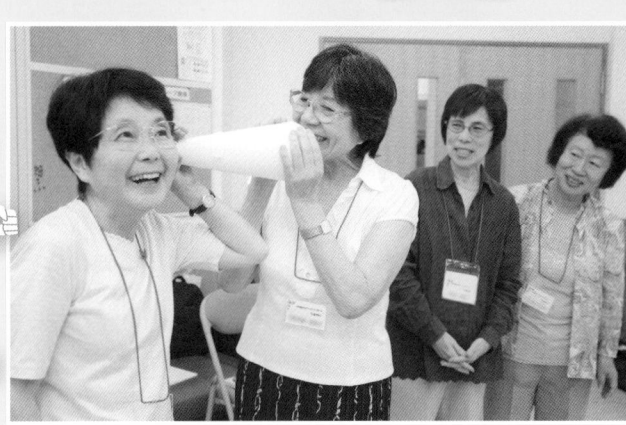

インターメディカ

はじめに

東京都健康長寿医療センター研究所 副所長
高橋 龍太郎

認知症の人が生きやすい、開かれた社会へ

　認知症は、高齢期を迎えた人々の健康問題のなかで、いちばんの関心事だと思います。しかし私が医師になったころ、当時の言葉でいう「痴呆症」についての知識はといえば、今や一般の方々の常識である「高齢者に多い記憶の衰える病気で、徘徊などの症状が出て介護が容易でない」といった程度でした。

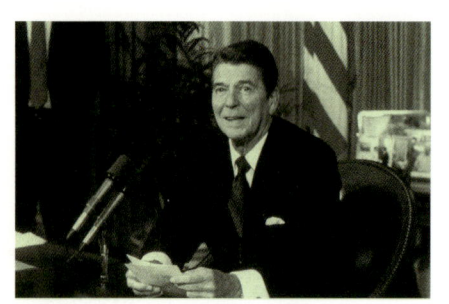

　最近は新聞やテレビで報道されることも多く、テレビドラマになったり、虐待などで新聞記事になったりすることも珍しくなくなりました。あるとき、認知症対策の先輩国であるアメリカがうらやましく思ったことがあります。それは、元大統領のレーガン氏が自ら認知症であることを表明したニュースをみたときです。今でこそ、認知症の当事者が学会やシンポジウムに参加することもみられるようになりましたが、それでも、国の政治の中心にあった人が自ら認知症であること、現役のときならば決してあってはならない「記憶や判断が不確かになっていること」を明らかにする国、明らかにすることができる国は、うらやましいと思います。

レーガン元大統領（写真提供：UPI＝共同）

　私たちはこの10年、認知症に対する医療や介護に関して、多くのノウハウを蓄積してきました。この本で述べることも、その重要な成果の1つであると確信しています。すでに欧米の水準に近づいているといえるでしょう。ただ、認知症を取り巻く状況には、その社会も大きな影響を及ぼしています。レーガン氏のエピソードは、私たちに、認知症に強い国づくりに向かって社会の"開放性"を高めよう、と訴えているのかもしれません。開かれた社会こそ、認知症の人々にも生きやすい社会であると思いませんか。

しなやかで、オープンな生き方を

　もし、私たちの家族が認知症になったならば、どのように対応するのがよいのか、その1つとして「住み慣れた地域でなじみある人々とできるかぎり生活を続ける」があります。少し前に起こったことでも記憶が薄れ、今いる場所や目の前の人に対する認識が不確実になりやすい認知症の人にとって、新しい住み家や人間関係に慣れるのは容易でなく、この考えは間違っていないでしょう。しかし、決して普遍的なものではないようです。

仕事の都合でベトナムに住んでいるある女性の母親が認知症になり、ほかに介護をする人もいないため、ベトナムに引き取っていっしょに生活をすることになったそうです。すでに移住してから数年が過ぎているけれども大変落ち着いていて、言葉はわからなくても近所の人々と仲良く過ごしているようです。もともとの母親と娘の親密さや信頼感、移住先がアジア諸国だったことも影響しているのでしょう。その新聞記事では「ベトナムの人情力」が2人を支えていると説明されています。

　ベトナムには、競争を求める現代日本社会が失いつつある人情や近所づきあいの濃密さが残っていて、認知症の人々には生きやすいのかもしれません。しかしながら、私たちは「過去のよき時代」に戻ることはできません。昔ながらの地縁、血縁社会ではありません。どうすればよいのでしょう。ヒントは、前に述べた「開かれた社会」にあると思います。職業、役割、生き方それぞれが、ばらばらに閉ざされた生活を送るのではなく、「外部」の人へも開かれた、流動的でしなやかな生き方をしていくことが、認知症になっても生きやすい社会に近づくのではないかと思います。認知症予防や認知機能低下予防にも貢献できるように思えるのですが、どうでしょうか。

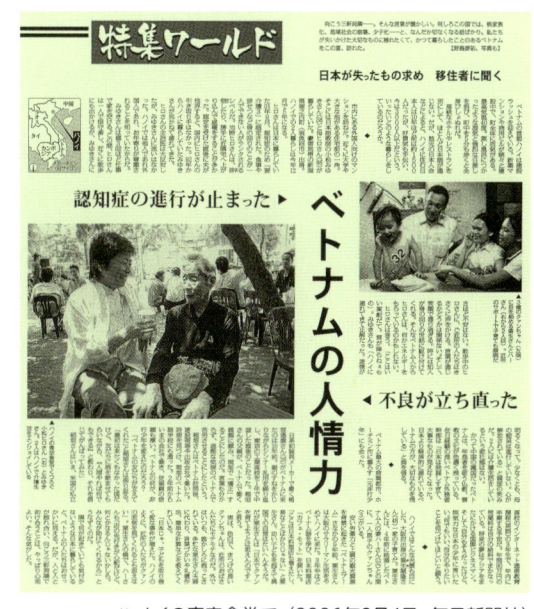

ハノイの青空食堂で（2006年9月4日　毎日新聞社）

認知症の「症」の意味とは？

　今や知らない人はいなくなった認知症ですが認識されていない一面があります。それは「症」という言葉の意味です。「症」や「症候群」とは、共通した症状や経過を示す病態に対してつけられる言葉で、通常、原因が不明であるか、1つではなく多数あるものをいいます。認知症も、リスクとなる原因は多数あることが知られており、代表格なものとしてアルツハイマー病やレビー小体病があります。アルツハイマー病やレビー小体病は、メカニズムが完全に解明されているわけではありませんが、一連の進行過程がわかりつつあるので、「症」ではなく「病」という名前がついているのです。

　認知症と並んで近年よく知られるようになった病気に、骨粗鬆症があります。これも、ビタミンD不足が単一の原因であるくる病とは違って、食事や運動など複数の要因が関与している病気です。その診断基準は専門家集団のコンセンサスで決まり、見直しや変更の可能性もあるあいまいさを含んだ病気です。

　認知症や骨粗鬆症といった病気は、どうして生まれたのでしょうか。それは、病態があいまいだったり複合的だったりするにせよ、本人と社会が抱える精神・身体的困難、経済的負担が大きいからです。

認知症と高次脳機能障害との関係とは？

　もう1つの大事な言葉に、高次脳機能障害があります。高次脳機能障害は、以前から脳血管疾患や脳外傷後の後遺症症状を指す言葉として使われてきました。具体的には、失語、失行、失認、遂行障害などがあります。大脳表面から数mmを覆っている大脳皮質（または灰白質）は、さまざまな機能の中枢を担い、運動や知覚のはたらきを統合したり調節したり、情報を入手・利用したり、社会生活を営む複雑な活動を制御しています。他の動物とも共通である、知覚や運動機能の制御をいわば"低次脳機能"とすれば、言語を使って社会生活を送っている私たちは、この大脳皮質の高次脳機能に依存しているのです。

　さて、どちらも大脳のはたらきにかかわる認知症と高次脳機能障害は、互いに独立した概念です。認知症は、記憶力低下を中心になんらかの高次脳機能障害をあわせもち、社会生活が困難になっている状態を表します。高次脳機能障害は、認知症に限らず脳血管疾患や脳外傷後、あるいは学習障害など多様な病態にともなって現れます。

認知症になりやすい要因、なりにくい生活習慣

　認知症の発症を促進する可能性のある要因のなかには世界的にほぼ受け入れられているものがあります。まず、年齢です。認知症、特にアルツハイマー病は80歳を超えるころから発症率が著しく増加します。加齢とともに神経細胞が変性することと関連しているようですが明確ではありません。次に遺伝です。血液を流れる成分の1つ、アポリポ蛋白には数種類あり、そのなかに、遺伝的に高いアルツハイマー病の発症率と関連する種類があることがわかっています。そのほか、頭部に強い外傷を受けると、認知症になるリスクが増えます。逆に、教育歴が長いと危険性が低くなるといわれています。また、心血管疾患のリスクにもなる糖尿病や高血圧症も、高い認知症発症率を示しています。

　このような要因は自分で対処しにくいものも多く、日常生活のなかで工夫できるものはないのでしょうか。実は、認知症になりにくくなるといわれている生活習慣がわかってきています。食物に関しては、ポリフェノールを含む赤ワインと脳に大量に含まれる不飽和脂肪酸（ニシンや鮭、イワシなど北洋の魚に含まれるEPA、DHA）が、アルツハイマー病の発症抑制と関連する可能性があります。

　そして、活発な社会活動や趣味活動、定期的な中程度の運動習慣も、認知症の予防に重要であることが指摘されています。

本書のねらい──認知症になりにくいからだづくり

　実は、認知症を確かに予防できる方法というのは、今のところありません。前に述べたものも、発症のしやすさ・しにくさにかかわるとはいえ、「こうい

う方法をとったら予防できた」とまでいえるものではありません。しかし、認知機能の低下をゆっくりさせたり、ときには向上させたりできれば、結果として、"認知症になりにくいからだづくり"をしていることになるのではないでしょうか。

　この本では、今から"認知症になりにくいからだづくり"をしてみよう、そのようなプログラムを計画してみよう、という方々に向けて、利用者像に合わせて3つのプログラムを紹介しています。ここに紹介したものだけが有効であるわけではありませんが、それぞれの執筆者が、時間をかけて完成度を高めてきたものですので、実用的なものであると思っています。

　さて、利用者像の違いとはどういったものでしょうか。

　まず、高齢期に入ったとはいえ健康状態もよく、外出や趣味活動にも参加している、あるいは、参加してみたい、といった方々には、第2章の「絵本の読み聞かせ」プログラムをお勧めします。

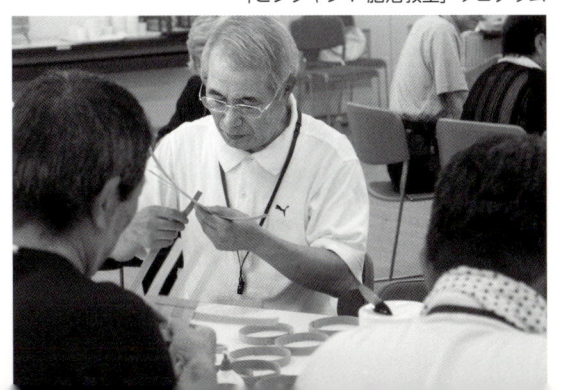

　次に、認知症への不安があったり運動量が落ちてきていたり、あるいは、仲間とからだを動かして予防活動をしてみよう、という方々には、第3章の習慣化のためのウォーキングプログラムをお勧めします。

　そして、1人で遠くへ行くことが難しくなってきて、多少もの忘れもみられる方々には、第4章の「ピンシャン！ 脳活教室」プログラムをお勧めします。

　このようなプログラムを利用しながら、"認知症になりにくいからだづくり"を"認知症に強い町づくり"につなげていこうではありませんか。

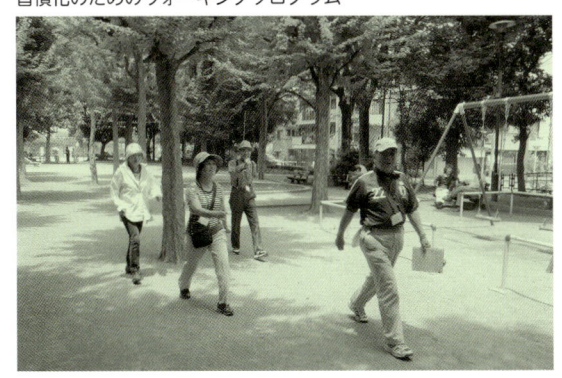

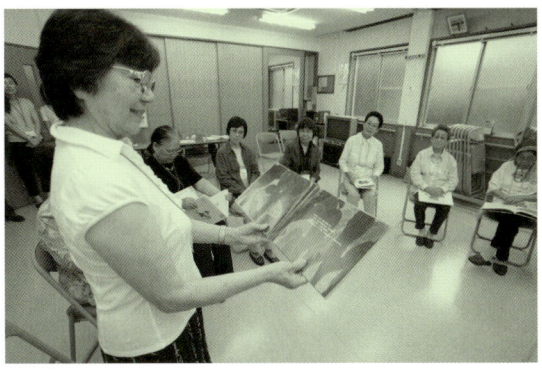

習慣化のためのウォーキングプログラム

「絵本の読み聞かせ」プログラム

「ピンシャン！ 脳活教室」プログラム

楽しくいきいき、認知症予防！
利用者像に合わせた**認知機能低下予防プログラム**の実際

CONTENTS

はじめに **2**

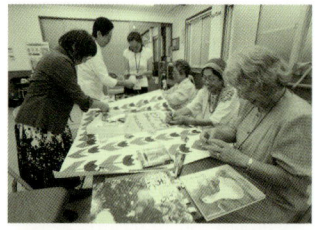

序章
認知機能低下の背景と予防戦略
8

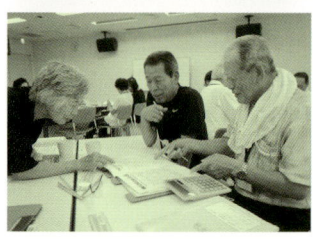

第1章
対象者のスクリーニングと プログラムの選択
18

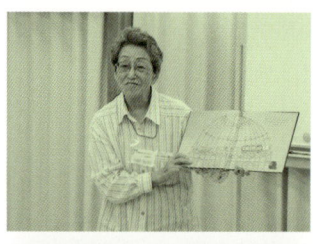

第2章
社会活動をめざす 「絵本の読み聞かせ」プログラムの 実際と評価
26

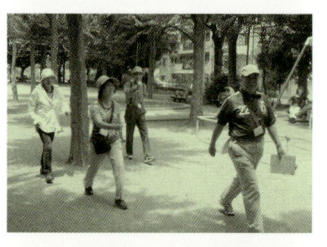

第3章
習慣化のためのウォーキングプログラムの 実際と評価
60

第4章
「ピンシャン！ 脳活教室」プログラムの 実際と評価
108

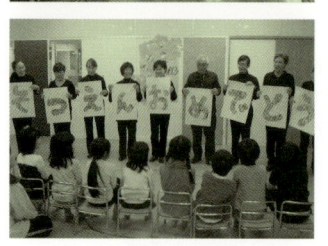

第5章
プログラムの実施と その後の継続に向けて
146

参考文献 **156**

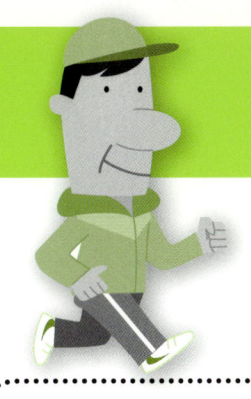

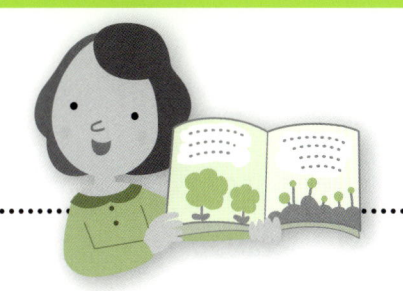

執筆者一覧

【監修】

高橋 龍太郎　　東京都健康長寿医療センター研究所 副所長

【執筆】

序章　認知機能低下の背景と予防戦略
粟田 主一　　東京都健康長寿医療センター研究所 自立促進と介護予防研究チーム研究部長

第1章　対象者のスクリーニングとプログラムの選択
宇良 千秋　　東京都健康長寿医療センター研究所 自立促進と介護予防研究チーム

第2章　社会活動をめざす「絵本の読み聞かせ」プログラムの実際と評価
藤原 佳典　　東京都健康長寿医療センター研究所 社会参加と地域保健研究チーム研究部長
鈴木 宏幸　　東京都健康長寿医療センター研究所 社会参加と地域保健研究チーム

第3章　習慣化のためのウォーキングプログラムの実際と評価
宮前 史子　　東京都健康長寿医療センター研究所 福祉と生活ケア研究チーム

第4章　「ピンシャン！脳活教室」プログラムの実際と評価
亀ヶ谷 忠彦　　群馬大学大学院保健学研究科リハビリテーション学講座助教
荒木 祐美　　前橋市福祉部介護高齢課介護予防係
山口 晴保　　群馬大学大学院保健学研究科リハビリテーション学講座教授

第5章　プログラムの実施とその後の継続に向けて
平山 亮　　東京都健康長寿医療センター研究所 福祉と生活ケア研究チーム
高橋 龍太郎　　東京都健康長寿医療センター研究所 副所長

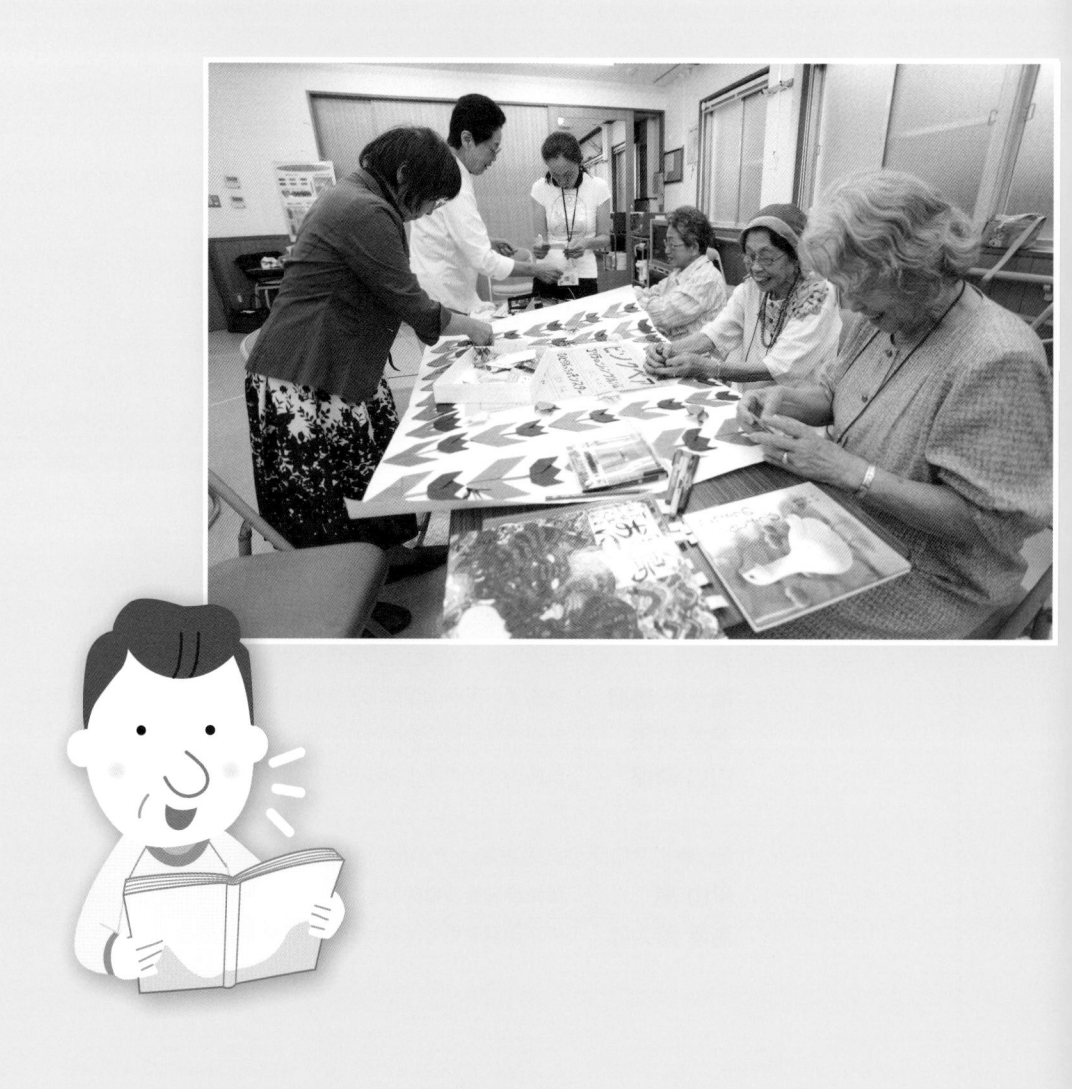

序章

認知機能低下の背景と予防戦略

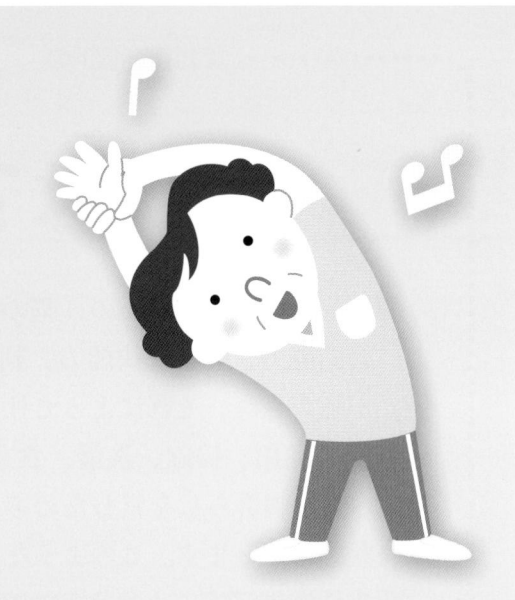

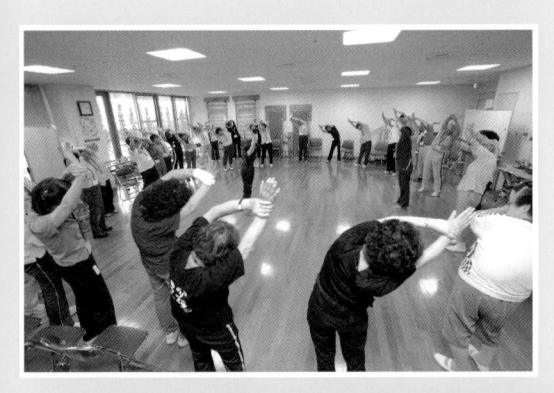

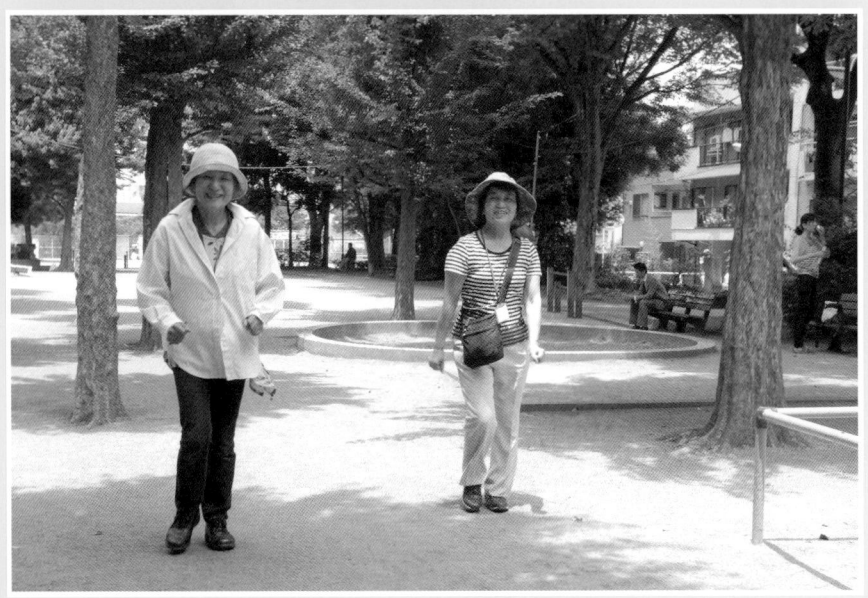

認知機能低下の背景と予防戦略

認知症とは？ 予防方法は？

　認知症とは、なんらかの「脳の病気」によって、記憶力、知覚力、会話能力、問題解決能力、判断力など、さまざまな「認知機能」が障害され、それによって仕事、趣味、買物、金銭管理、交通機関の利用、掃除、洗濯、食事の準備、着替え、入浴、排泄など、日々の暮らしを営むための「生活機能」が持続的に障害された状態をいいます。このような、「脳の病気」―「認知機能障害」―「生活機能障害」という3つの要素の連結が、認知症の基本的な特徴をかたちづくっています。

　認知症の原因となる脳の病気はたくさんあり、病気の種類によって予防法も治療法も異なります。ですから、認知症の予防戦略を考える場合には、認知症の原因となる「脳の病気」のことを

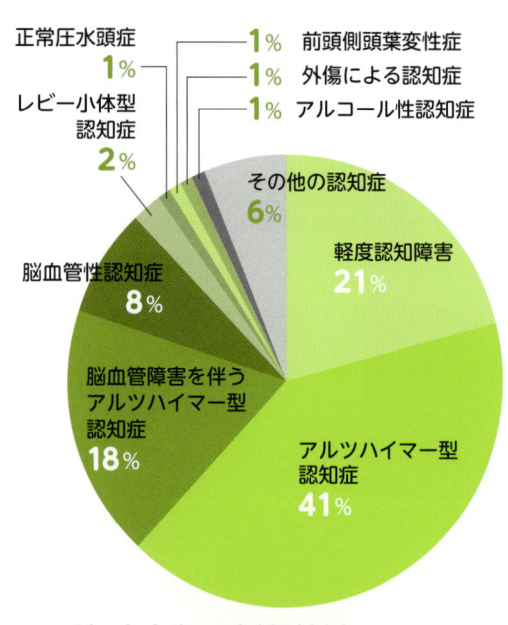

認知症疾患の診断別割合

- 正常圧水頭症 1%
- 前頭側頭葉変性症 1%
- 外傷による認知症 1%
- アルコール性認知症 1%
- レビー小体型認知症 2%
- その他の認知症 6%
- 脳血管性認知症 8%
- 脳血管障害を伴うアルツハイマー型認知症 18%
- 軽度認知障害 21%
- アルツハイマー型認知症 41%

全国の専門医療機関8施設を対象に、外来を新患受診する高齢者の認知症関連疾患の診断別割合を示したもの（n＝170）（平成19年度厚生労働科学研究費補助金こころの健康科学研究事業「精神科救急医療、特に身体疾患や認知症疾患合併症例の対応に関する研究」（主任研究者黒澤尚、分担研究者粟田主一）。

「認知症高齢者の日常生活自立度」Ⅱ以上の人の性別・年齢階級別割合

平成22年1年間の要介護認定データをもとに、厚生労働省老健局高齢者支援課認知症・虐待防止対策推進室が算出したものをグラフ化した。

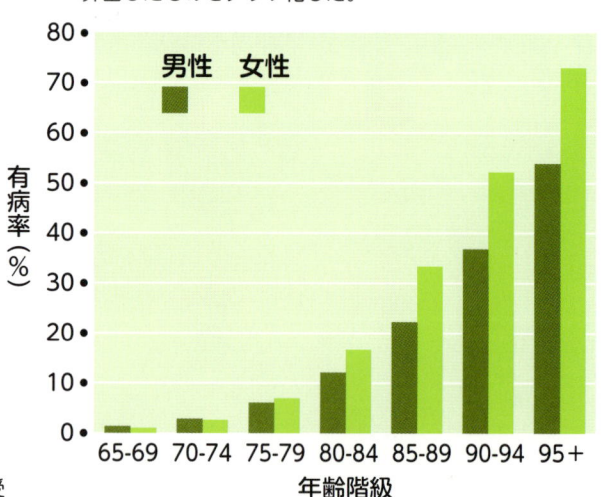

（男性・女性別、年齢階級65-69、70-74、75-79、80-84、85-89、90-94、95+ の有病率(%)）

理解することがとても大切です。認知症の原因となる脳の病気で最も頻度が高いのはアルツハイマー病と脳血管障害（脳梗塞や脳出血）です。これらの病気によって起こる認知症は、それぞれ、アルツハイマー型認知症、脳血管性認知症と呼ばれています。アルツハイマー型認知症と脳血管性認知症を含む認知症の多くは老化現象と深く関係しているために、認知症の人の割合は年齢とともに急速に高まります。

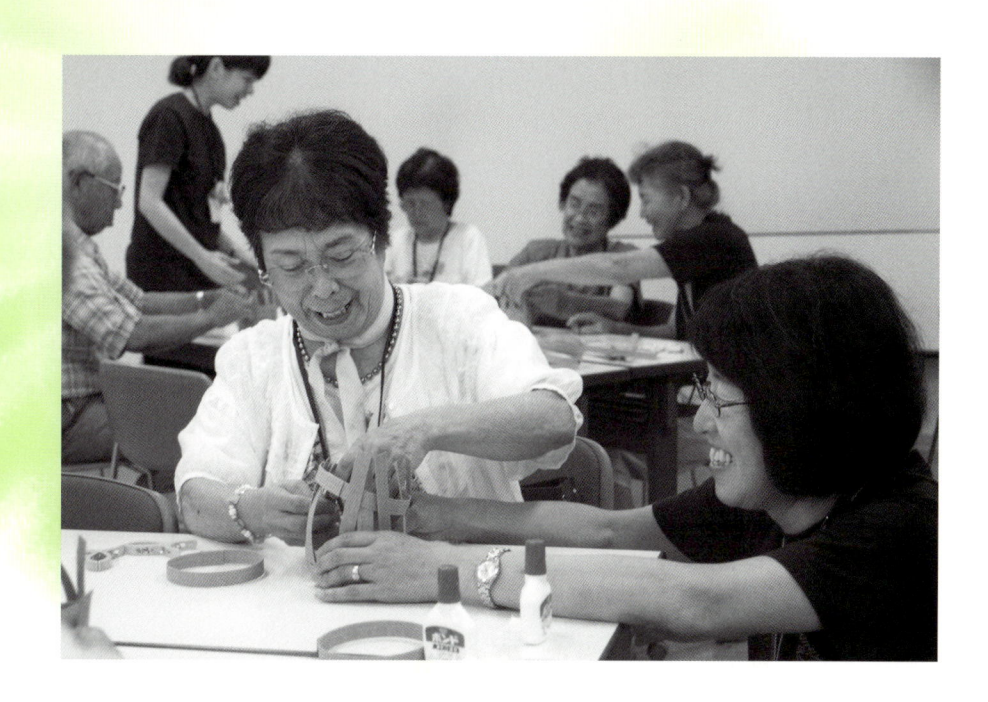

1 認知症の原因となる2つの「脳の病気」

❶ 初めから記憶障害が目立つ、アルツハイマー型認知症

　アルツハイマー型認知症は、脳の中にアミロイドβと呼ばれる異常なタンパク質が蓄積するとともに、神経細胞の中のタウと呼ばれるタンパク質に異常な変化が起こり、その過程で脳の神経細胞が死滅し、脳が萎縮していく病気です。特に記憶の機能と深く関係することが知られている側頭葉の海馬と呼ばれている部位の神経細胞が強く傷害されるために、アルツハイマー型認知症では初期から記憶障害が目立つのが特徴です。

　アミロイドβタンパクは、認知症が発症する数十年前から少しずつ蓄積していきます。そのために、認知症の症状が現れるまでにはかなりの時間がかかり、一般的には軽度認知障害（MCI）と呼ばれる段階を経てから、認知症の段階に

移行していきます。今日では、アルツハイマー型認知症の進行予防を目的にドネペジル、ガランタミン、リバスチグミン、メマンチンといった薬が使用できますので、薬物治療の効果を高めるためにも、アルツハイマー型認知症を早期段階で診断することはとても重要です。

❷ 脳梗塞や脳出血で引き起こされる、脳血管性認知症

　脳血管性認知症は脳梗塞や脳出血によって引き起こされる認知症です。脳梗塞とは脳の動脈がつまって血液の流れが悪くなった状態であり、脳出血とは脳の血管が破れて出血した状態です。いずれの場合も脳の神経細胞が傷害を受け、そのために脳の機能が低下します。

　認知症の原因としては脳梗塞によるものが多く、明らかな脳卒中発作の後に認知症の症状が現れ、その後も階段状に認知症の症状が進行していくもの（多発梗塞性認知症）と、明らかな脳卒中発作がないにもかかわらず、いつの間にか認知症の症状が現れ、ゆるやかに進行していくもの（皮質下血管性認知症）があります。前者では、脳梗塞が起こった脳の部位に応じて、記憶の障害、言葉の障害、知覚の障害、運動の障害などがみられるようになり、後者では、脳の深い部分の慢性的な血流不足によって、意欲の低下や自発性の低下、抑うつ症状や不安症状が現れやすくなります。脳血管性認知症の多くは動脈硬化が深く関連しており、進行を予防するためには生活習慣病（高血圧症、糖尿病、脂質異常症）や心疾患（心房細動など）の治療が重要です。

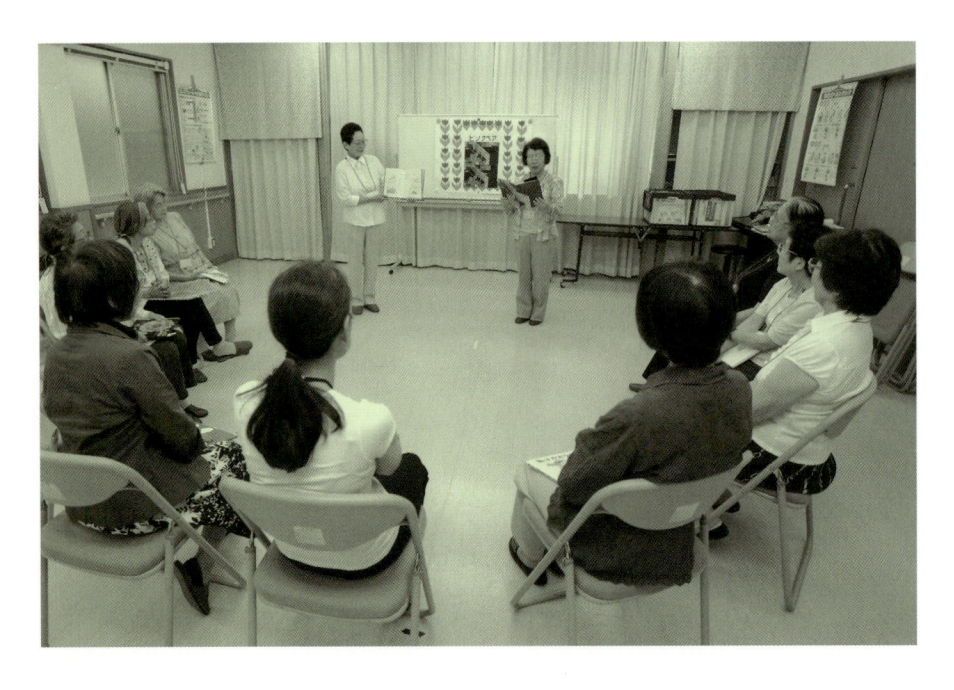

2 認知症のリスクを高める要因とは？

認知症の発症の危険性を高める要因のことを、認知症のリスクファクターと呼びます。認知症の予防戦略を考えるうえで大切なことは、日常生活のなかで修正が可能なリスクファクターが何かということを知ることです。

❶ 生活習慣病は日常生活の積み重ねから

高血圧、糖尿病、脂質異常症などの生活習慣病や心房細動などの心疾患は、脳血管障害のリスクを高め、脳血管性認知症の発症を促進します。また、近年の研究では、中年期からの高血圧症、糖尿病、高コレステロール血症が、脳血管性認知症のみならず、アルツハイマー型認知症の発症リスクを高めることも明らかにされています。

・高血圧

人の動脈の血管壁は年齢とともに硬化して（動脈硬化）、それによって収縮期血圧が上昇し、拡張期血圧が低下する傾向があります。この収縮期血圧の上昇と拡張期血圧の低下の両者が認知症のリスクファクターになることが知られています。

高血圧は、脳梗塞や脳出血の発症を促進するために脳血管性認知症のリスクファクターになりますが、近年の研究では、中年期における収縮期血圧上昇が老年期におけるアルツハイマー型認知症の発症リスクを高めることも明らかにされています[1]。そのメカニズムの詳細は不明ですが、血管障害によって生じる血流の低下がアミロイドβタンパクの蓄積を促進するのではないかと推測されています。したがって、高血圧の治療は、脳血管性認知症のみならず、アルツハイマー型認知症の発症予防という観点からも重要です。しかし、中年期における高血圧の治療が認知症の発症を実際に遅延させるか否かについてはまだ明確な結論が得られていません。それでも、高血圧の治療が、動脈硬化によって起こるさまざまな血管病を予防することは明らかなので、認知症予防戦略においては最も重要なアプローチの1つといえます。

・糖尿病

糖尿病は、高血圧や他の血管病と協働しながら認知機能低下を促進し、脳血管性認知症のみならず、アルツハイマー型認知症の発症の危険性も高めます。そのメカニズムの詳細はまだ明らかではありませんが、高血圧、動脈硬化（脳梗塞など）、細小血管症（潜在性虚血病変）などの血管性因子とともに、血糖コントロール不良による糖毒性や、高インスリン血症にともなうアミロイド分泌亢進・分解抑制が、認知症発症に関連するのではないかと推測されています[2]。しかし、今のところ糖尿病の治療が、認知症の発症予防に効果があるか否かについて明確な結論が得られていません。それでも、糖尿病がある高齢者の脳を守るために、血糖の管理、高インスリン血症の抑制、脳血管障害の

予防に努めることはとても重要なアプローチと考えられます。

・高コレステロール血症

　高コレステロール血症（特にLDLコレステロール）は脳梗塞などの脳血管障害の危険性を高めます。また、中年期の血清総コレステロール高値が、アルツハイマー型認知症の発症リスクを高めることも明らかにされています[3]。コレステロールはアミロイドβの凝集を促進するために、アルツハイマー型認知症の発症リスクを高めるものと考えられています[3]。しかし、コレステロール低下療法については、認知機能低下や認知症の発症リスクを低下させるという報告もあれば、効果を認めないという報告もあり、一定していません。コレステロール低下薬であるスタチンは、αセクレターゼという酵素を活性化させることによって神経の保護作用を発揮し、アミロイドβの蓄積を減少させると報告されていますが[3]、実際にスタチンを用いた治療が、アルツハイマー病の発症予防に有効であるかどうかについてはまだ結論が得られていません。

❷ 精神的健康問題と認知症の関係

　うつ病が認知症の発症リスクを高めるという報告は多く、これまでの研究を総合すると過去のうつ病の病歴はアルツハイマー型認知症の発症リスクを約2倍高めるようです[4]。睡眠障害と認知機能低下との関連についても報告されており、例えば、4,894人を約8年間追跡した研究では、日中の過度の眠気が認知機能低下と関連すると報告されています[5]。うつ病や睡眠障害などの精神的健康問題がなぜ認知症の発症と関連するかは明らかではありませんが、両者ともに高血圧症や糖尿病などの生活習慣病や脳血管障害と深い関係にあること、ストレスによって増加するコルチゾールが神経細胞に対して有害な作用をもたらすこと、精神的健康問題そのものが認知症の前駆症状である可能性があること、などが考えられます。高齢者の精神的健康問題の予防と改善には、医療機関の受診や専門家との相談、身体的な健康の改善と保持、人とのつながりや社会とのかかわりがとても重要です。

❸ ライフスタイルが認知機能に与える影響

　過食、塩分の多い食事、肥満、飲酒、喫煙、運動不足、ストレスは、高血圧、糖尿病、脂質異常症などの生活習慣病のリスクを高めることから、脳血管性認知症やアルツハイマー型認知症の発症にも影響を与えます。また、食生活、運動、知的活動、人とのつながりや社会とのかかわりは、生活習慣病とは無関係に、認知機能低下や認知症の発症に関連することが知られています。

・食生活

　中年期の肥満は、生活習慣病とは独立に、アルツハイマー型認知症のリスクファクターになることが、近年明らかにされてきています。例えば、肥満指数

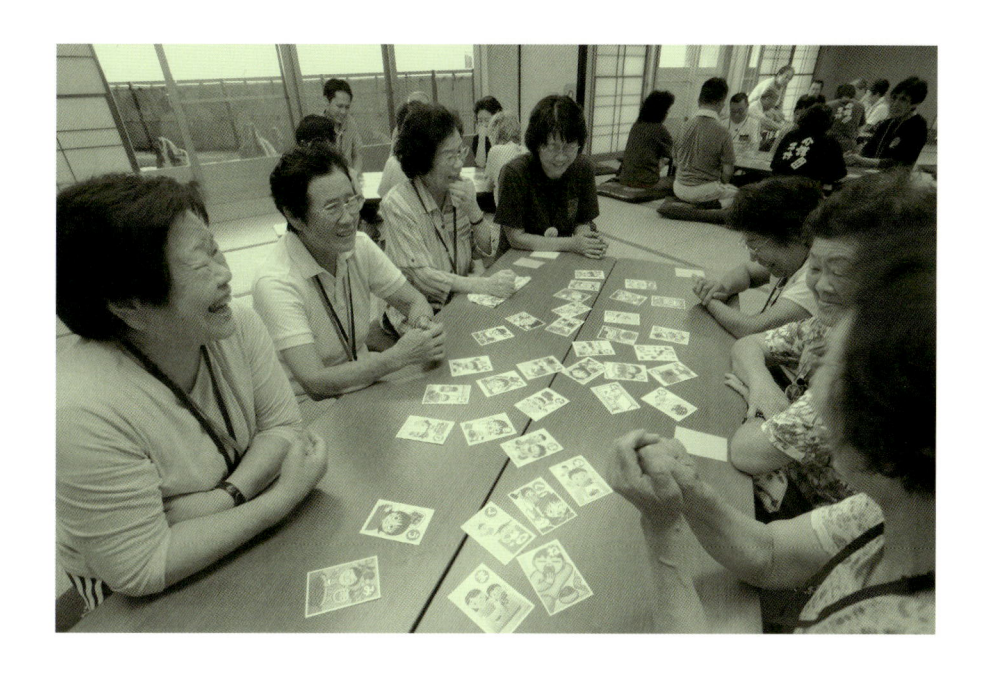

（BMI）が高いと認知機能の低下が早まることが知られているので、肥満の減少をめざした中年期からの栄養改善と運動の習慣化は認知症予防の観点からも重要と考えられます[6]。

過量の飲酒は、それ自体がアルコール関連障害とそれによる認知症（アルコール性認知症）の発症リスクを高めます。実際、アルコール消費の制限が認知症の発症率を低下させるという報告があります[7]。

DHAやEPAなどの不飽和脂肪酸を多く含む魚や、ビタミンE、ビタミンC、βカロテンなど抗酸化作用のあるポリフェノールを多く含む野菜や果物の摂取、地中海食（野菜、果物、魚、オリーブオイル、豆類、穀類が多く、肉類、アルコール、乳製品が少ない食事）が、アルツハイマー型認知症の発症率を低下させるという報告があります[8,9]。認知症の予防においては、まずは栄養バランスのとれた食生活が重要かと思われます。

・運動

運動の習慣は、生活習慣病の予防のみならず、運動そのものが脳に及ぼす生理学的効果を通して、認知機能低下の抑制や認知症の発症予防に役立つ可能性が推測されています。例えば、中年期から週2回以上運動する習慣がある人は、運動の習慣がまったくない人と比較すると、約20年後にアルツハイマー型認知症を発症するリスクが1/3程度まで減少すると報告されています[10]。65歳以上の高齢者4,615人を約5年間追跡した研究では、運動の習慣がある人は、ない人に比べると、アルツハイマー型認知症の発症リスクが1/2になると報告されており[11]、71歳〜93歳までの2,257人を約6年間追跡した研究でも、歩く習慣が1日3,200メートル以上の人は、1日400メートル未満の人に比べると、認知症の発症リスクは約1/2と報告されています[12]。50歳以上の人を対象に、6か

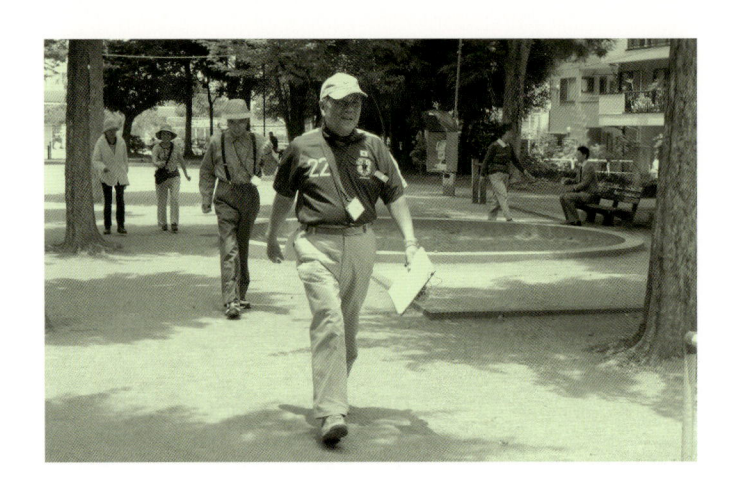

月間自宅でウォーキングを行うと、記憶機能などの認知機能が改善したという報告もあります[13]。運動の習慣は、認知機能低下の抑制や認知症の発症遅延に役立つ可能性があります。

・知的活動

　高い教育歴や職業活動が認知症の発症を遅延させたり、認知症になってもその症状を緩和させたりする効果をもつことが知られています。これは認知的予備力があるためと考えられており、神経ネットワークが強化されていることが認知症の発症に対して保護的効果をもつと推測されています[14]。また、日常の知的活動の習慣が、認知症の発症に対して保護的な効果をもたらすという報告もあります。例えば、「テレビをみる」「ラジオを聴く」「新聞を読む」「読書する」「雑誌をみる」「ゲームをする」「博物館に行く」といった活動の頻度が高い人ほど、アルツハイマー型認知症の発症率が低下するという報告[15]や「読書する」「ゲームをする」「楽器を弾く」「ダンスをする」などの活動の頻度が高い人ほどアルツハイマー型認知症や脳血管性認知症の発症率が低下するという報告[16]があります。

・人とのつながり、社会とのかかわり

　人とのつながりがあることや社会的な活動をしていることが、認知症の発症に保護的な効果をもたらすという報告があります。1,203人の高齢者を平均3年間追跡した研究では、独身で独居の人は、結婚して誰かと暮らしている人に比べると認知症の発症率が2倍高まると報告されており[17]、65〜79歳の高齢者1,449人を平均21年間追跡した研究では、配偶者と死別されて一人で暮らしている人は、配偶者または誰かと共に暮らしている人よりも、アルツハイマー型認知症の発症率が7.7倍高いと報告されています[18]。人とのつながりや社会とのかかわりは、知的活動や精神的健康とも深く関連していますので、そうしたこととも関連しながら認知機能低下の抑制や認知症の発症遅延に役立っている可能性があります。

3 健全な生活習慣を保って認知症を予防しよう

　地域に暮らす人々を長期間にわたって観察し、何が認知機能低下や認知症の発症に関連するかを調査する研究（観察研究）の成果から、高齢者の認知機能低下や認知症発症に関係するリスクファクターが明らかにされてきました。このようなリスクファクターのなかには、確かに、生活習慣の工夫によって修正できるものがあり、それは認知症の予防戦略を考えるうえでとても重要なヒントになります。しかし、残念ながら、現段階では、そのようにして考えられてきた具体的な予防活動を通して、実際に認知症の発症を遅延させることができるかどうかを確かめる研究（介入研究）が十分に行われていません。その理由の1つは、アルツハイマー型認知症にしても、脳血管性認知症にしても、リスクファクターが数多くあり、それらが相互に絡み合っているために、効果的な予防には総合戦略が必要とされること、しかも認知症が発症にいたるまでには長い年月を要するので、予防活動も長期間継続したうえで効果を評価しなければならないことなど、難しい問題があるからです。

　しかし、個々のリスクファクターがもつ重要性を考慮しながら、その人の優先度に応じて認知症の予防戦略を立てていくことはとても意味のあることです（図参照）。例えば、高血圧症、糖尿病、脂質異常症などの生活習慣病、心房細動などの心疾患がある人は、まずは医療機関を受診して、その治療を行うことが肝要です。うつ病や睡眠障害など精神的な健康問題をもつ人は、医療機関や専門家と相談しながら、まずはそれを改善し、予防していくことが大切です。そのうえで、栄養のバランスがとれた食生活、運動の習慣、知的活動、十分な睡眠、気分転換やリラックス、人とのつながりや社会とのかかわりなど、健康的なライフスタイルをこころがけることが、生活習慣病の予防と精神的な健康の保持・増進につながるとともに、認知症の発症遅延にも役立つものと考えられます。

認知症の予防戦略

- 生活習慣病の改善
  高血圧症、糖尿病、脂質異常症、心疾患（心房細動など）
- 健康的なライフスタイル
  食生活、運動、知的活動、人とのつながり・社会とのかかわりなど
- 精神的健康問題の改善
  うつ病、睡眠障害など

→ 認知機能低下抑制
認知症の発症遅延
アルツハイマー型認知症
脳血管性認知症など

第1章

対象者の スクリーニングとプログラム の選択

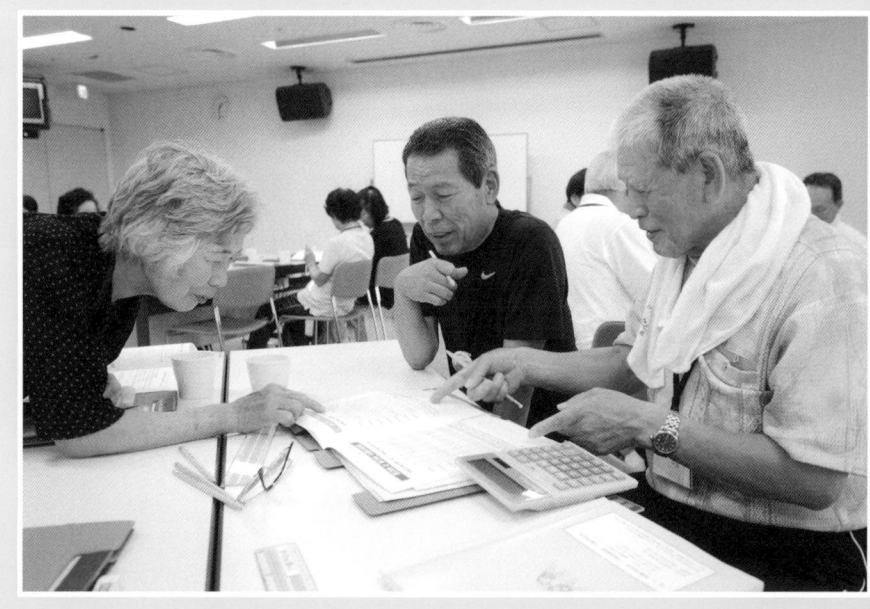

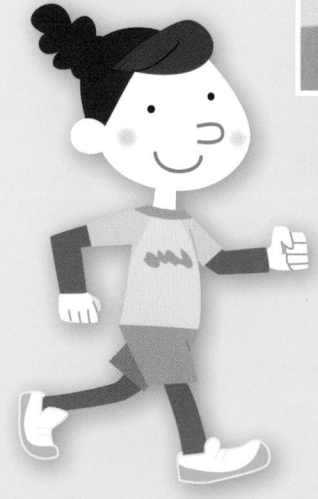

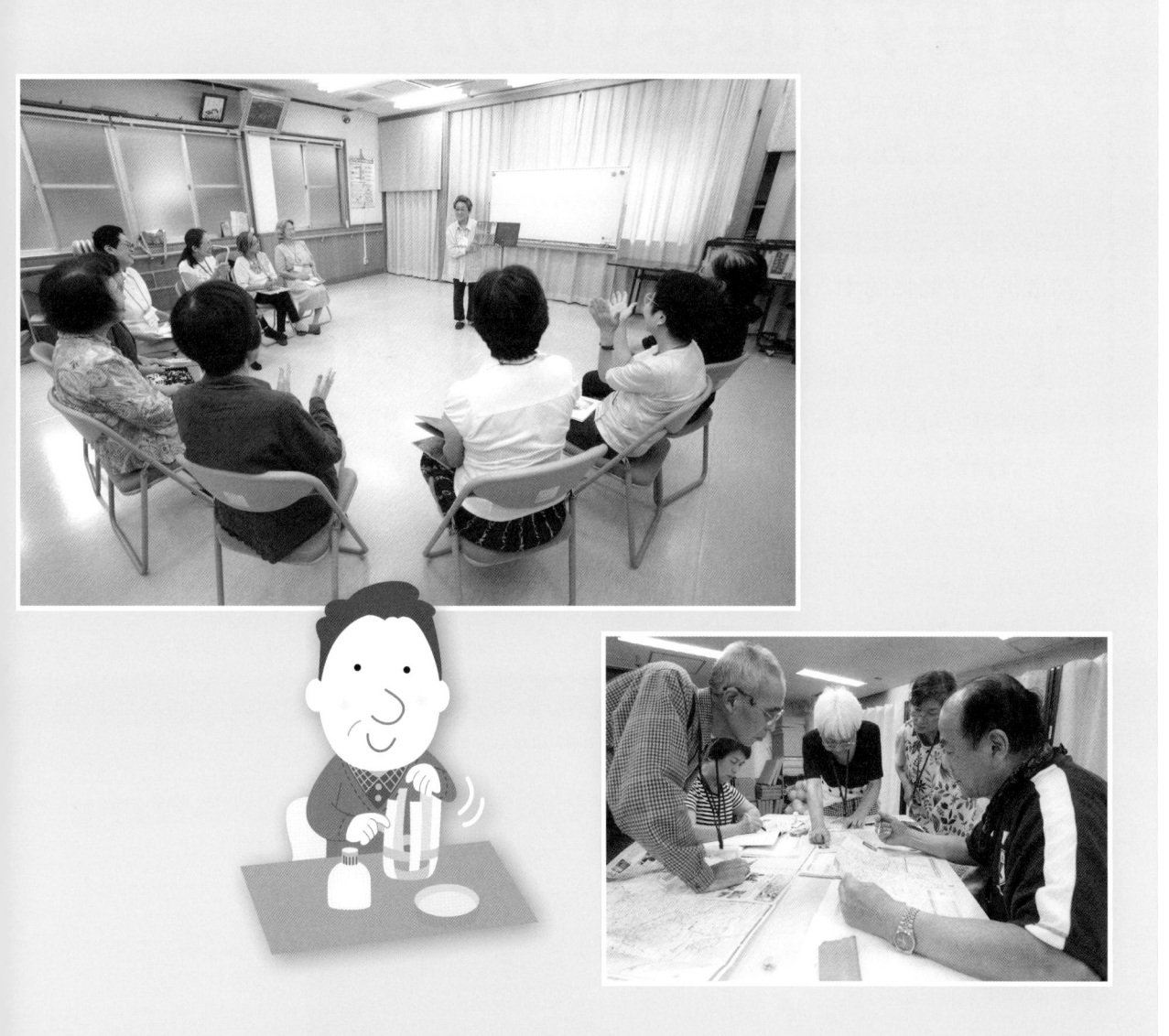

対象者のスクリーニングとプログラムの選択

だれを対象に、どのようなプログラムを提供すればよいのか？

　今後、認知症高齢者がますます増えていくことが予想されるなか、少しでも認知症の発症を遅らせたり認知機能の低下を抑制したりするために、より多くの地域在住高齢者が認知機能低下予防に取り組むことは意義の大きいことです。しかし、わが国の認知機能低下予防に関する取り組みはまだ始まったばかりで、課題も多いのが現状です。

　ここでは、認知機能低下予防のターゲットはだれで、国の介護予防事業ではどのようなスクリーニングがなされていて、どのような課題があるのか、また、どのようなプログラムを提供したらよいのかについて述べます。

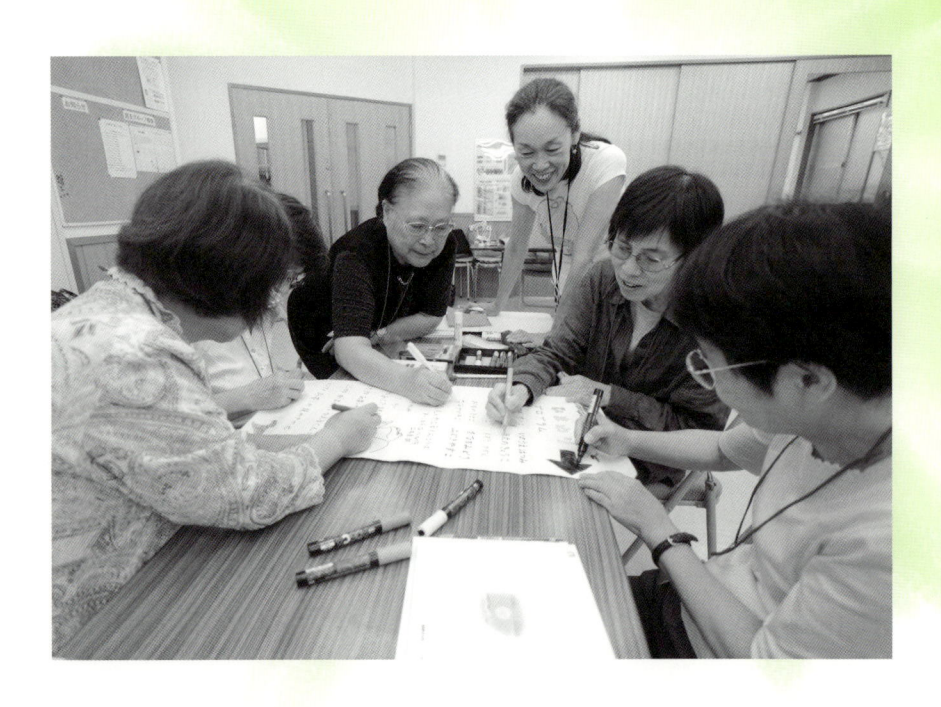

認知機能低下予防プログラムのターゲットと課題

1 認知症の一歩手前、軽度認知障害とは？

　認知症に至る前駆的状態で、記憶機能などの認知機能がやや低下している状態を軽度認知障害（mild cognitive impairment；MCI）といいます。軽度認知障害については、これまでさまざまな定義がなされてきましたが、2003年にストックホルムで開催された国際ワークショップ（The First Key-symposium of Mild Cognitive Impairment, Stockholm, 2003）で、表のような統一的な診断基準が提唱されました。それによると、軽度認知障害というのは、認知機能は正常ではないが認知症の診断基準も満たさない、認知機能の低下に関する訴えは聞かれるが基本的な日常生活能力は自立している、複雑な日常生活機能の障害は軽度にとどまる、となっています[1]。そして、記憶障害の有無と他の認知領域（言語、遂行機能、視空間認知など）の障害の有無によって、さらに4つのサブタイプに分類されています[2]。

軽度認知障害の診断基準[1]

1. 正常ではなく認知症でもない
2. 本人や家族から認知機能低下に関する訴えがあり、同時に、または客観的な認知機能の経時的低下がみられる
3. 基本的な日常生活能力は維持されており、複雑な手段的生活機能の障害は軽度にとどまる

　この診断基準を用いた疫学調査[3]によると、平均年齢75.7歳の住民のおよそ17％が軽度認知障害に該当し、2年間で13％が認知症に進行したそうです。また、後に認知症に進行した者では、軽度認知障害の段階からすでに電話の使用や金銭管理などの手段的日常生活動作に困難を認める例が多かったそうです。つまり、軽度認知障害の高齢者は、認知機能低下のハイリスク者ということになります。

2 介護予防事業のなかで、対象者をスクリーニング

　わが国では平成18年度から、介護予防事業のなかで基本チェックリストの項目を利用して、軽度認知障害の可能性の高い高齢者をスクリーニングすることが推奨されてきました[4]。具体的には、基本チェックリストで二次予防事業対象者として選定された65歳以上の高齢者のうち、表の項目18、19、20のいずれかに該当する人、または市町村の判断で認知機能低下のおそれがあると判断した人を認知機能低下予防プログラムの対象者としています。

また、必要に応じて、改訂長谷川式簡易知能評価スケール（HDS-R）[5]などのより詳細な認知機能検査やかかりつけ医の意見・判断をもとに対象者を層別化することで、それぞれの認知機能に応じたプログラムを提供することができるとしています。

基本チェックリストの項目[4]

番号	項目	回答	
18	周りの人から「いつも同じ事を聞く」などの物忘れがあると言われますか	1. はい	0. いいえ
19	自分で電話番号を調べて、電話をかけることをしていますか	0. はい	1. いいえ
20	今日が何月何日かわからない時がありますか	1. はい	0. いいえ

3 なぜ、ハイリスク高齢者のプログラム参加率は低いのか？

　一方、このようなハイリスク高齢者のスクリーニングやプログラムの実施については、さまざまな課題があることもわかってきました。

　平成20年度に全国の1,785自治体を対象に実施した調査[6]によれば、高齢者人口に対する基本チェックリストの実施率は29.4％（国の目標40～60％）、プログラム参加者率は0.4％（同5％）と、低い水準にとどまっていました。プログラム参加率の関連要因を調べてみると、人口規模が小さく高齢化率が高い自治体のほうが、プログラム参加率が高い傾向がみられたそうです。また、ハイリスク高齢者の把握経路については、基本健康診査（生活機能評価）を通じて（9.4％）よりも、むしろ地域住民からの情報提供（67.2％）や民生委員からの情報提供（63.9％）を通じて、という回答が多かったのです。これらの結果を概観すると、人口規模が小さく住民同士のつながりが密な自治体ほど、ハイリスク高齢者の把握やプログラムへの参加勧奨がしやすく、逆に、人口規模が大きく住民同士のつながりが希薄な都市部ほど、それが困難だといえそうです。

　プログラム参加者の割合が不十分な理由としては、「本人に生活機能の低下についての自覚がない」、「介護予防の必要性と意義を十分に理解できていない」などの意見が多くあげられていました。後者の問題を解決するためには、地域住民に介護予防の必要性や意義をていねいに啓発する必要があります。一方、本人に生活機能の低下の自覚がないという理由については、本人の自覚を促す啓発も重要ですが、そもそも事業の対象となるべきハイリスク高齢者が正確にスクリーニングされているのかどうかという問題もあるでしょう。実際に、認知機能が低下した高齢者では、基本チェックリストの項目すべてに「できる」と回答してしまい、妥当なスクリーニングになっていないのではないか、とい

うコメントも調査のなかでみられました。

　さらに、プログラム参加率が低い原因として、スクリーニングで把握したハイリスク高齢者に、プログラム参加を勧奨するというしくみ自体がもたらす弊害も無視できないでしょう。前述したプログラム参加率の低さの理由についての回答は、自治体の介護予防事業に携わる職員によるもので、サービスを受ける側の高齢者自身による回答ではありません。高齢者の立場からプログラム参加に至りにくい原因を考えてみると、本人が機能低下の自覚がなく介護予防の必要性も感じていないのに、一方的にハイリスク高齢者というレッテルを貼られてしまうわけです。このような方法では、高齢者の自尊心は傷つけられ、プログラムへの参加意欲もわきにくいと思われます。また、たとえ本人に機能低下の自覚があっても、勧められたプログラムが本人にとって魅力的なプログラムでなければ、参加意欲はわきにくいでしょう。

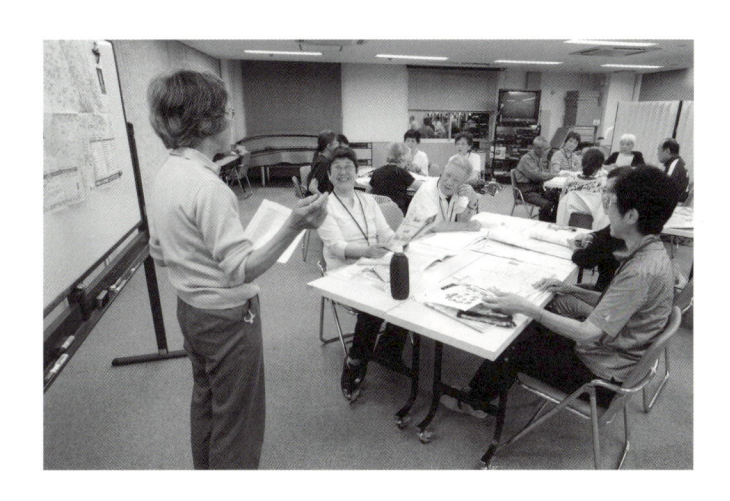

どうすれば、プログラムに参加してもらえるのか？

　では、どうすれば地域在住の高齢者が、認知機能低下予防プログラムに積極的に参加するようになるのでしょうか。前述した問題点を踏まえて、考えられる解決策を2つ述べたいと思います。

1　健常高齢者とハイリスク高齢者を区別しない！

　1つ目の解決策は、健常高齢者とハイリスク高齢者を区別しないでプログラムを提供するということです。認知症発症の危険因子を考慮すると、認知機能低下予防のための取り組みは、ハイリスク高齢者だけではなく、健常高齢者にも意義が高いといえます。健常高齢者もハイリスク高齢者も区別なく、いっしょに参加できるようなプログラムであれば、ハイリスク高齢者の自尊心を傷つけることはないでしょう。

また、プログラムが終了した後も、健常高齢者がハイリスク高齢者を支援しながら、自分たちで活動を継続していくことが可能です。認知機能が低下し始めたハイリスク高齢者だけのプログラムでは参加者同士で支援し合うことが難しいので、保健師や作業療法士などの専門の職員が支援することになり、プログラム実施のコストがかかります。そして、プログラム終了後、職員の支援がなくなれば、ハイリスク高齢者が自ら認知機能低下予防に効果的な行動を継続することはさらに困難でしょう[7]。

2　ライフスタイルを変える自信、"自己効力感"を高めよう！

　高齢者が認知機能低下予防プログラムに積極的に参加するようになるための解決策の2つ目は、高齢者の自己効力感（セルフ・エフィカシー）を高めるということです。具体的には、高齢者にプログラムの意義や効果を知ってもらい、自分の趣味や価値観、能力に合った活動を自ら選択してもらうようなはたらきかけをするということです。

　認知機能低下の予防には、介護予防や生活習慣病の予防と同様に、ライフスタイルを長期的に変化させることが望まれます。したがって、認知機能低下予防プログラムに参加してもらうためには、高齢者が認知機能低下予防に効果的な行動を獲得して、ライフスタイルを変えられるという自信をもつことが必要です。このような、ある具体的な行動をとることについて人が感じる自信のことを自己効力感といいます。「遂行可能感」と言い換えてもよいでしょう。この概念を最初に提唱したバンデューラ[8]は、自己効力感が行動変容に必要な条件だと考え、行動の先行要因として、2つの「予期機能」を重視しました。1つは、ある行動が自分にとって好ましい結果を生み出すという期待をどの程度もっているかという「結果予期」、もう1つは、ある結果を生み出すために必要な行動をどの程度うまく行うことができるかという「効力予期」です。これらの予期を自分がどの程度もっているかを認知することが、すなわち、自己効力感をもつということなのです。

効力予期と結果予期の関係[8]

人 → 行動 → 結果

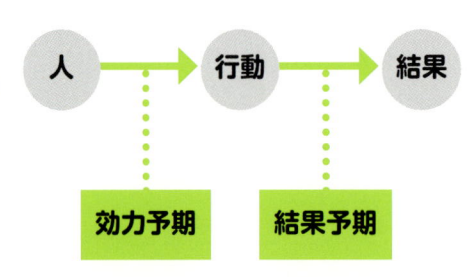

効力予期　　結果予期

　高齢者が認知機能低下予防プログラムに参加するという行動についても、自己効力感の概念を使って説明することができます。ある高齢者が認知機能低下予防プログラムに参加できそうだという自己効力感をもつためには、プログラムに参加することで自分に好ましい結果がどれだけ生み出されるかという結果予期の大きさと、プログラムに参加するという行動がどの程度達成できそうかという効力予期の大きさが

影響するわけです。

　結果予期を高めるためには、地域住民に認知機能低下予防プログラムの意義や効果を啓発することが必要です。講演会の開催や広報誌への情報提供などを通して、認知機能の低下予防への取り組みが個人の生活にどのようなメリットをもたらすのか、どのような行動をすれば認知機能低下予防の効果が期待できるのか、どうすればそのような行動を身につけられるのか、などの知識を提供するとよいでしょう。

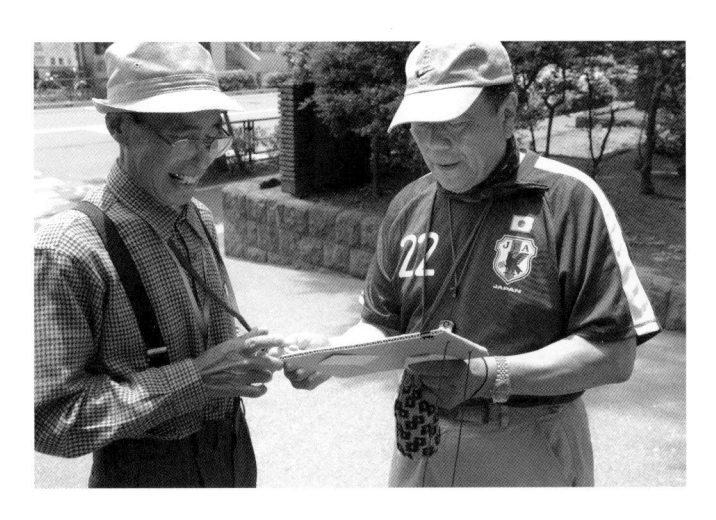

　プログラムに参加するという行動がどの程度達成できそうかという効力予期を高めるためには、プログラムが行動変容を起こしやすく、ライフスタイルとして長期に定着しやすい内容であることが必要です。たとえば、園芸を趣味にもつ人は、きれいな草花が鑑賞できる公園に毎日散歩に出かけることで、楽しみながらウォーキングの習慣を身につけられそうだと思うかもしれません。また、高齢になっても知的で社会的な活動に携わり、人から評価されたいという価値観をもつ人は、絵本の読み聞かせのようなボランティア活動なら長く続けていけそうだという自信をもちやすいでしょう。このように、活動の内容がその人の趣味や価値観、能力に見合ったものであれば、効力予期を高めることができるのです。

　まとめると、高齢者が積極的に認知機能低下予防プログラムに参加するためには、プログラムの意義や効果を知り、自分の趣味や価値観、能力に合った活動を選択できることが必要だといえます。今後、より多くの自治体で、認知機能低下予防に関する啓発が進み、地域の高齢者のニーズや特性に合ったプログラムが実施されることが期待されます。

第2章

社会活動をめざす「絵本の読み聞かせ」プログラムの実際と評価

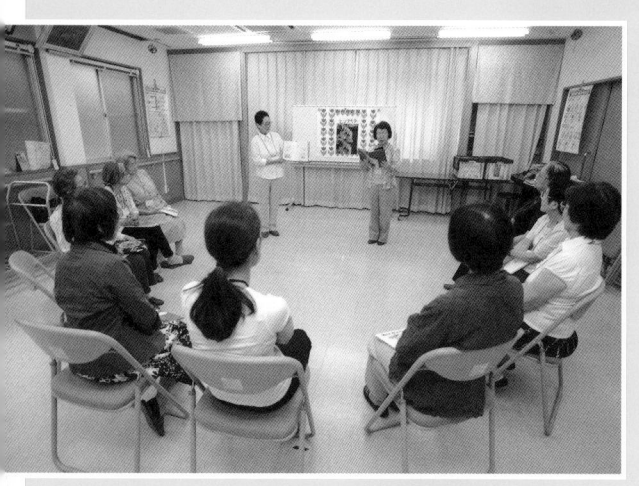

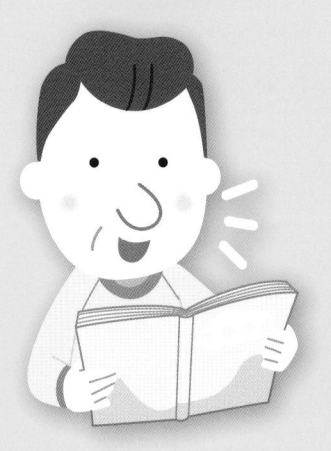

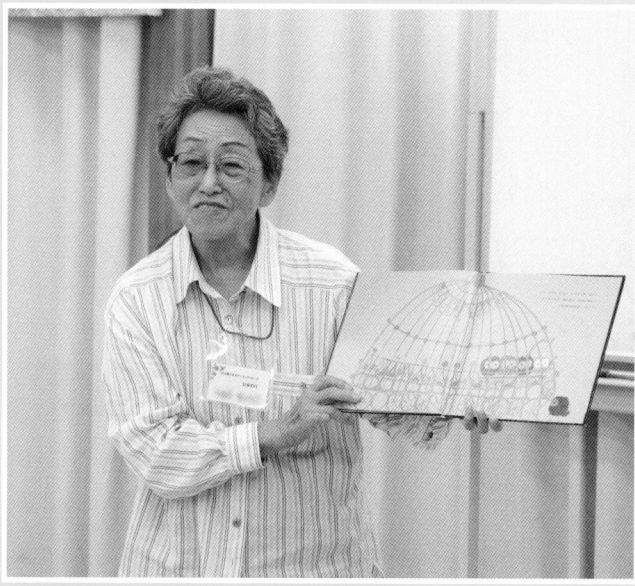

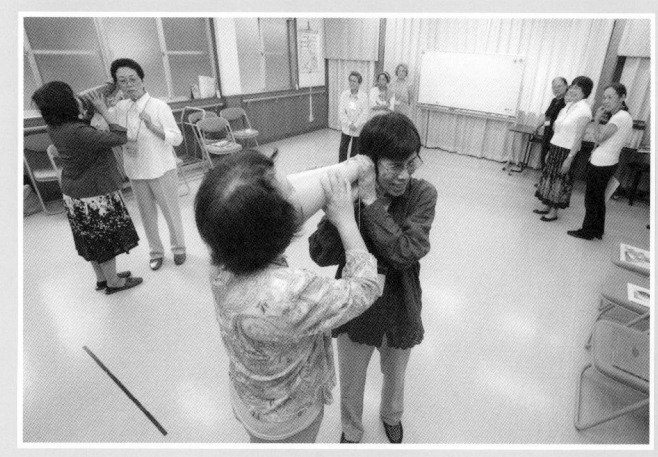

絵本読み聞かせ講座

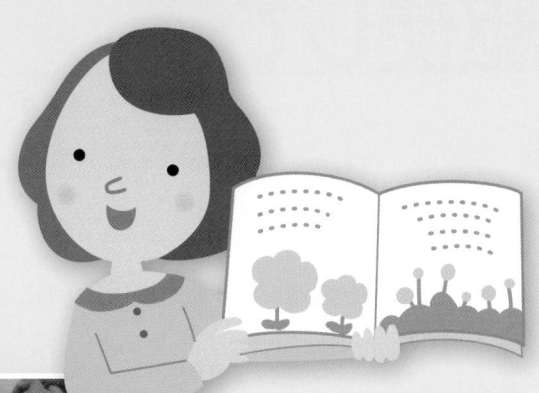

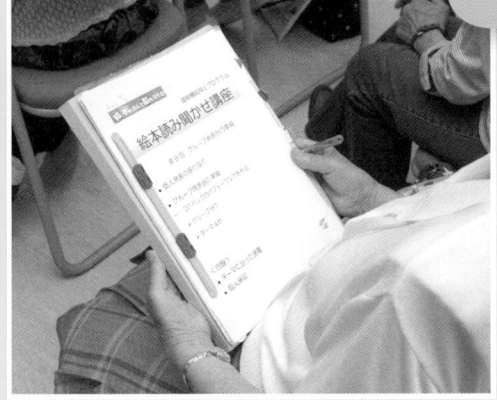

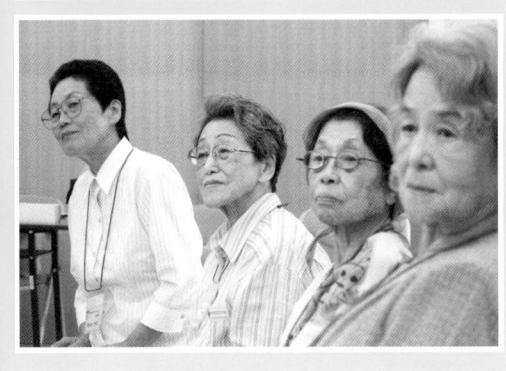

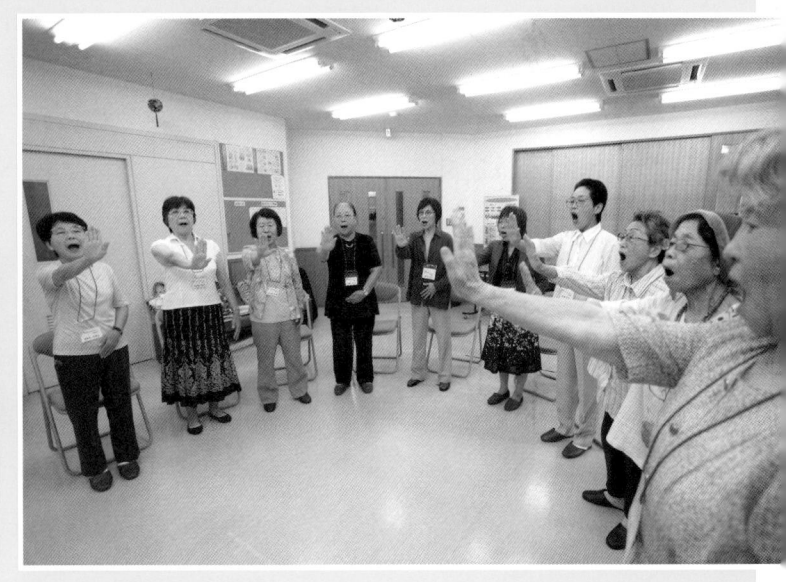

社会活動をめざす「絵本の読み聞かせ」プログラムの実際と評価

五感を駆使して
読んで、語って、実演しよう！

　本章では「絵本の読み聞かせ」プログラムの背景、目標、認知症予防の効果や、プログラムの進め方のポイントについて説明します。

　まず、私たちが「絵本の読み聞かせ」プログラムを実践してきた背景についてみてみましょう。

　ある研究によれば、文章を読む、知的なゲームをするなどの知的な生活習慣が認知症を発症する危険度を減少させていたと報告されています。また、人とのつながり、いわゆる社会的ネットワークと認知症の発症との関係についても、興味深い研究結果が散見されます。社会的ネットワークが乏しいとは、電話をかけたり、手紙を書くことがない、友人や親族と交流がない、あまり外出しない状況を指します。社会的ネットワークが乏しいと、認知症になりやすいことが知られています。

　私たちはこれまで、地域で暮らす元気な高齢者を8年間追跡した研究（TMIG-LISA）を通じて、日常の生活機能（ひらたくいうと、いきいき度）の維持について調査を行ってきました。生活機能は認知症になると低下します。その調査の結果からは、「社会

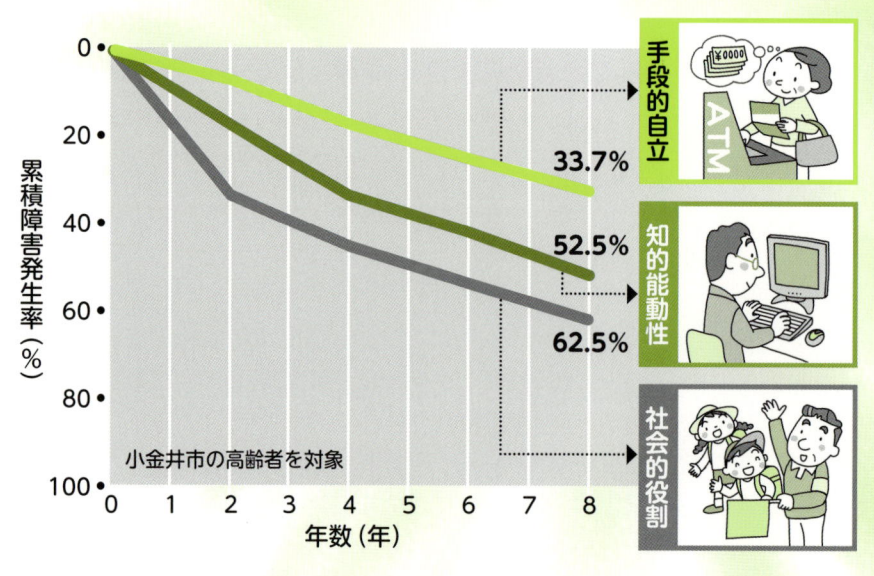

日常の生活機能（いきいき度）の加齢変化

手段的自立　33.7%
知的能動性　52.5%
社会的役割　62.5%

縦軸：累積障害発生率（％）
横軸：年数（年）
小金井市の高齢者を対象

的役割」や「知的能動性」(状況への対応力、趣味・余暇活動など知的好奇心をもつこと)にかかわる能力を維持することが最も困難であり、そしてその低下が「手段的自立」(家事、金銭管理などの能力)を阻害する予知因子(前触れ)であるということがわかりました。言い換えると、「社会的役割」と「知的能動性」を伴う社会活動を行うことにより、認知症を予防することが期待されます。

プログラムの目標

1 絵本を選び、楽しみながら「読み」「語る」

これまでに私たちが実施してきた「絵本の読み聞かせ」プログラムは、即、読み聞かせボランティアを養成するためのプログラムですから、読み聞かせの技術や知識といった読み聞かせ法の訓練だけでなく、ボランティアとしての心得やルールについてもカリキュラムに入れていました。

一方、基礎となる読み聞かせ法の訓練には、認知機能を刺激する内容が多く含まれています。そこで、これまでの読み聞かせボランティア養成プログラムを基盤に、いったん、ボランティアになることを想定した心得やルールについてのカリキュラムは割愛し、認知症予防の側面をさらに強化した読み聞かせ法の訓練に特化したプログラムへと改編しました。

具体的には、読み聞かせに適した絵本の選び方(選書)の習得、聞き手に向けて、「読み」「語る」ことを実演する自己表現をプログラムの中核とします。それにより、参加者が楽しみながら、結果として認知機能を向上させることをめざします。

2 エピソード記憶と実行機能をきたえよう!

健常な高齢者が認知症へ移行する過程にある軽度認知障害の段階では、主として3つの認知機能の低下がみられます。まずは、エピソード記憶(いつ、どこで、だれが、どうしたといった出来事を記憶してそれを思い出す機能)です。神経心理学的検査により評価すると、単語の記憶や物語の記憶についての検査の成績が低い人において健常者から認知症へと移行しやすいことがわかりました。

次に、計画・実行機能と注意分割機能(いわゆる「ながら」の能力、複数の作業を並行して行うときに適切に注意を振り分ける機能)です。

「絵本の読み聞かせ」プログラムの特徴

1 認知症を予防する2つのアプローチ

認知機能の低下を防ぐこと、いわゆる認知症予防のアプローチとしては、脳の生理状態の改善をめざす生理的アプローチと、脳の神経ネットワークの強化をめざす認知的アプローチの2つがあげられます。認知症予防という観点からはどちらも重要ですが、認知機能そのものを直接刺激するような手法は、高齢者の好む趣味・稽古ごとやボランティアなど多種多様な社会活動プログラムのなかにそのエッセンスがあります。

2 ボランティアになったら子どもたちを訪問

一般的な「絵本の読み聞かせ」活動について、私たちの実践に基づいてその流れを説明しましょう。私たちは、2004年以降、高齢者による生きがい・健康づくりの一環として子どもへの絵本の読み聞かせボランティア養成プログラム（通称REPRINTS、りぷりんと）を開発・推進してきました。ボランティア数人で地元の小学校、幼稚園・保育園、児童館など1つの活動施設を担当し、定期的に訪問します。

「読み聞かせ」の方法は訪問施設や聞き手である子どものレベルに合わせてケース・バイ・ケースですが、例えば幼稚園児1クラス（20人程度）を前に実演する場合は、グループ全体で30分ほどの時間をもらい、手遊びから始めて、1人1冊ずつ計3、4冊読んで、再び手遊びで終わるといったプログラムが一般的です。小学校の場合は「朝読書の時間（8：30〜8：45）」が設けられており、ボランティア1人が1クラスを受け持ち1〜2冊の絵本を読み聞かせます。また、

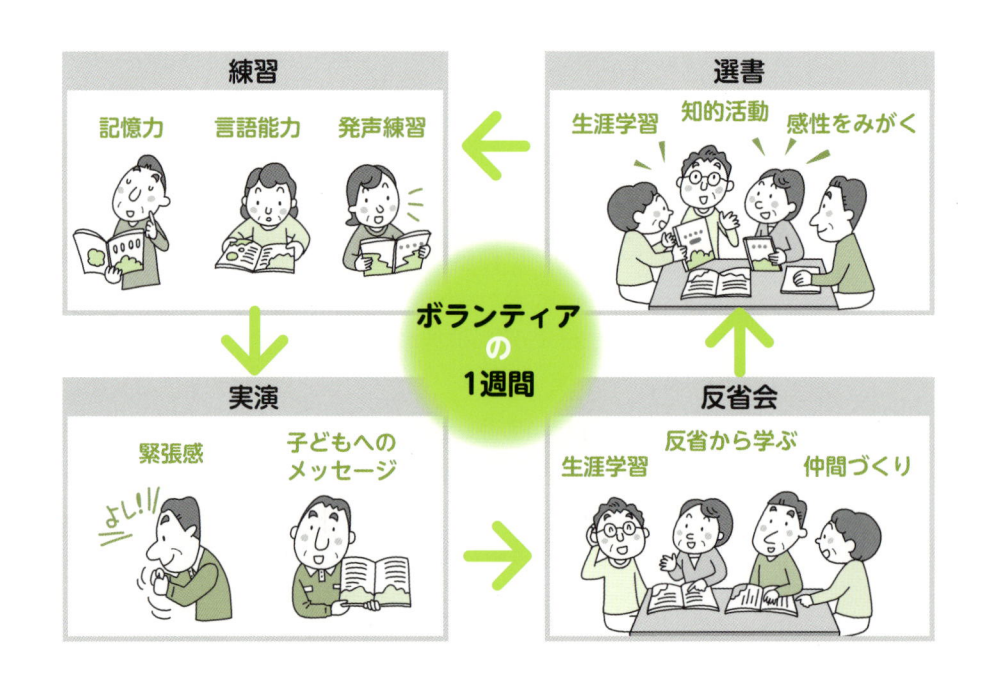

図書室において図書の貸し出し・整理や、中休みや昼休み（20〜30分）に希望する児童に対して読み聞かせを行う場合もあります。児童館・放課後学童クラブの場合には「読み聞かせ」を30分程度行った後、ゲームや折り紙・工作を用いて児童の遊び相手となり自由に交流します。

そのほかには、反省会、ミーティング、準備も入念に行います。各施設での「読み聞かせ」による交流活動の前後には、子どもの反応や絵本の内容・読み方などについての意見交換、活動計画、予行練習のためのミーティングを小グループ単位で開きます。そして、これらの一連の活動を1〜2週間単位で繰り返しながら継続していきます。

3 なぜ認知症予防に「絵本」なのか？

認知症予防を進める際に、「生涯学習」プログラムを取り入れることで「知的能動性」を継続的に賦活します。具体的には、「絵本」を題材としました。本来、子どもを対象とする絵本は、純文学など成人を対象にした図書にはなじみの薄い高齢の初心者にとっても、比較的親しみやすいものと思われます。

一方、絵本とは人生で3度読み返すべきとの提言もあります。3度とは、幼少期、子育て期、高齢期を指しています。特に人生経験豊かな高齢者にこそ、共感しうる感銘があると、高齢期における絵本の鑑賞を推奨しています。確かに、不況で書籍全体の発行部数が減るなか、絵本の推定発行部数は最近の「大人の絵本ブーム」を反映した結果であるともいわれています。

以上から、絵本を題材とすることが広く高齢者の支持を得るものと考えました。また絵本は、芸術性やメッセージ性が豊かであるとともに、童話・民話、科学、歴史、外国文化などテーマが幅広いです。これら無数に出版されている絵本のなかから、子どもや老人ホームの入居者など聞き手の対象年齢や時節などの状況を考慮しつつ、望ましい絵本を吟味し、熟読することは高度に知的能動性を高めます。

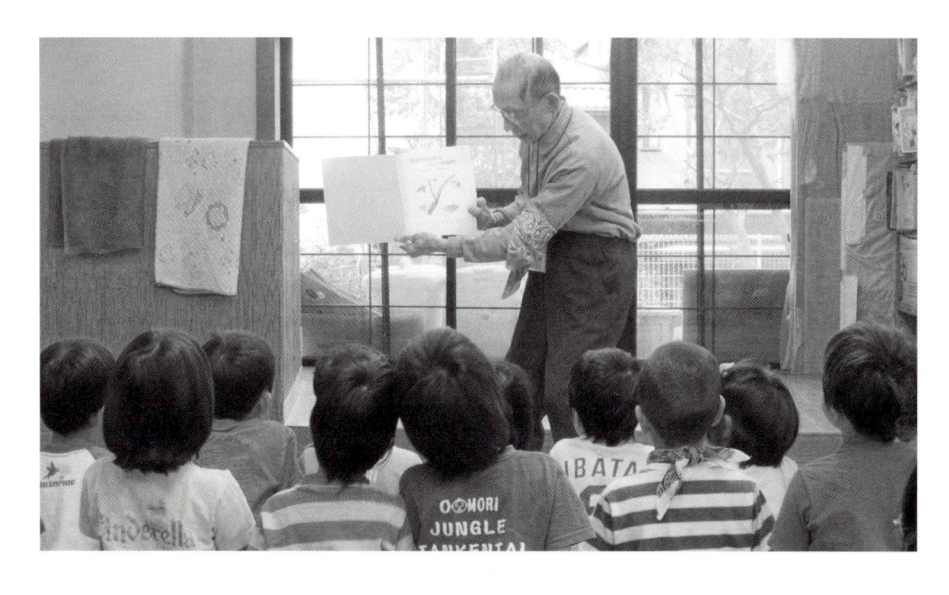

期待される認知症予防効果

1 絵本ならではの「読む」「聞く」「想像する」効果

　絵本の多くは、いつ、どこで、だれが、何をするといったエピソードをもとに、ストーリーが進んでいきます。聞き手に顔を向けて、スラスラと読むためには、そのエピソードの情景を思い浮かべながら読み進める必要があります。最近、音読が脳の活性化に役立つという説が広く知られるようになりました。実際に、光トポグラフィーなどの最新の測定装置を用いて、いろいろな状況下での脳の酸素含有量や血流量を測定した研究からは、黙読中よりも音読中のほうが、脳が広範囲に活性化されることが実証されています。

　読み聞かせも、音読という点では、脳の活性化に対する効果が期待できるでしょう。しかし、それ以上に、絵本を用いるがゆえのさらなる効果があるのではないかと考えています。それは、絵本がもつ想像力をかきたてる魅力にほかなりません。

　例えば、「桃太郎」の一節にある「オコシニツケタ、キビダンゴ、ヒトツワタシニ、クダサイナ」という読み手からの音声は、耳から脳の側頭葉に入り、聞いた言葉の理解にかかわる中枢であるウエルニッケの言語野という領域で、「お腰につけた、きび団子、1つ私に、くださいな」という言語として認識されます。と同時に、その音声から、「袋の中にはきび団子は3つ入っているのかな、5つ入っているのかな？」という視覚、「くるんでいる竹の皮の香りがするだろうな？」という嗅覚、「長時間旅をしているから少しかたくなっているかもしれないな」という触覚、さらには「おばあさんの愛情たっぷりで甘いだろうなあ」という味覚といったように、五感を駆使していろいろなことがイメージされ、それにより脳は非常に広範囲で活性化されるのです。

　これに対して、テレビの場合、脳でイメージをする前に瞬時に次の場面に移ってしまい、五感が駆使される余地がありません。その点、絵本の読み聞かせでは、読み手が子どもたちの反応をみて、みんなが情景をイメージしたなと察してから、ページをめくるというプロセスがあります。つまり、読み聞かせには、1ページごとに子どもの想像力を育てる「間合い」があるわけです。

　「絵本の読み聞かせ」プログラムにおいて受講者が実演の練習で絵本を読み込む際にも、同様のプロセスが存在します。子どもたちなど聞き手の前で決められた時間枠内に、落ち着いて絵本の内容を読んで聞かせてあげるには、絵本の文字を追っているだけでは「失格」の烙印を押されてしまうので、あらかじめイメージをふくらませておくことが重要となります。イメージをふくらませ、それを頭に記憶しておくことができれば、子どもたちに顔を向けたままで、文字をみなくても、すらすらとストーリーが思い出せ、カッコよく読めることでしょう。

　視覚に頼りすぎている現代社会においては、聴覚を主としたイメージトレーニングが、「絵本の読み聞かせ」プログラムの特徴の1つです。

2　手遊びで、指から脳を活性化！

　幼児を相手にした読み聞かせプログラムの際、読み聞かせの開始前や2～3冊読み終わった後にリフレッシュのために「手遊び」を入れることがあります。手遊びの内容は多種多様ですが、子どもたちを飽きさせない出し物のメニューを増やすために、受講者には基本的な数種類をマスターしてもらいます。これらの手遊びも、高齢者の健康づくりに効果があるものと期待されます。

　その理由の1つは、手遊びは両手や指先を使ったリズミカルで反復性の軽体操ともいえるものであり、ちょっとしたストレッチやウォーミングアップになるためです。2つ目の理由は、脳を活性化するうえでも効果があると考えられるからです。

　手遊びでは、すばやく指を開いたり閉じたりと、複雑な動作を必要とするものが少なくありません。手指というのは、人間のからだで最も複雑な作業を行うことができる部位です。手指には、非常に多くの末端神経や運動神経が集まっており、それらが脊髄を経て脳の頭頂葉にある体性感覚野という部分に結びついて、体表面の皮膚や粘膜に生じる表面感覚を敏感に感じ取る機能をもつことに由来しています。私たちが無意識に行っている動作は、運動神経と体性感覚野との自然な連携で行われており、手遊びはそのトレーニングになる可能性があるのです。

　さらに、子どもの反応をみながらリードし、かつ他のメンバーともテンポがずれないように、スムーズに手遊びを進めるためには、五感をフル稼働する必要があります。このときにそれが脳の広い領域に刺激を与え、脳をはたらかせることも予想されます。

　また、絵本を子どもにみせながら、指の触覚を駆使し、その紙質を認識して、手際よくめくって次のページに進むことも、案外、指先の器用さを必要とします。実際、受講者は、読み聞かせの本番に向けて、何度も読む、めくるということを繰り返し練習しています。

こうすればうまくいく！　実践のポイント

　「絵本の読み聞かせ」プログラムでは、講座の最終段階では4～5人のグループに分かれて、発表会に向けた実践練習を行います。これは幼稚園や保育園でのお話会を想定した30分程度の出し物を制作し、実演するというものです。読み手の役割を分担し、制限時間内で出し物の構成を考え、リハーサルを繰り返すという作業は、計画・実行機能をきたえます。

　講座が修了した後、希望者は自主グループを結成し、晴れて読み聞かせボランティアとしてデビューします。その後、学校や幼稚園など訪問先施設の要望に応えて、定期的・継続的な読み聞かせを通した認知症予防活動を行えます。

「絵本の読み聞かせ」プログラムの内容

　ここでは「絵本の読み聞かせ」プログラムの内容についてご紹介します。
　参加者の人数にもよりますが、プログラムは基本的に全12回の講座で構成されています。「絵本の読み聞かせ」プログラムは認知機能の低下抑制を目的にしていますが、その内容としては絵本読み聞かせ方法の習得をめざすものになっています。絵本の読み聞かせ方法を学ぶなかで結果的に認知機能がきたえられているという状況をつくることが本プログラムの特徴です。
　表に示したプログラムの概要をみてもわかるとおり、講座の内容は"認知機能をきたえる！"ということよりも、"絵本の読み聞かせができるようになる！"ということに重きが置かれています。そのため、プログラムの内容は、シニアボランティアを対象とした絵本読み聞かせの指導経験が豊富な熊谷裕紀子氏（シニア読み聞かせボランティアりぷりんとインストラクター）の考案された講座を基に作成されています。

プログラムの概要

第1回	今読まれている絵本について
第2回	忘れられない絵本
第3回	思い出の絵本を読む
第4回	読み聞かせに必要なからだづくり"その1"
第5回	読み聞かせに必要なからだづくり"その2"
第6回	読み聞かせの練習
第7回	読み聞かせ個人発表会"その1"
第8回	読み聞かせ個人発表会"その2"
第9回	読み聞かせ発表会の振り返り、グループ発表会の準備
第10回	グループ発表会の練習
第11回	グループ発表会の最終練習
第12回	グループ発表会／修了式

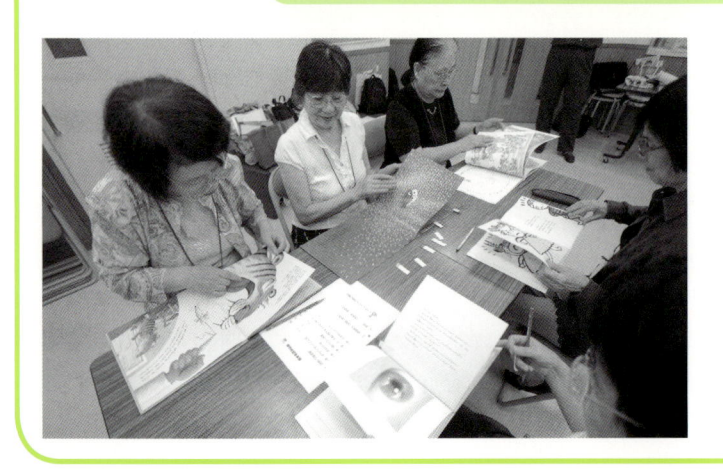

インストラクターについて

　シニアを対象とした絵本の読み聞かせのインストラクターには、特別な資格は必要ありません。すでに、地域で読み聞かせの活動を長年続けてきた人なら、プロ、アマを問いません。しかし、以下のような資質を有していることが期待されています。

❶ 絵本の選書方法や読み聞かせ技術に熟知・精通していること。
❷ 発声や滑舌などの高齢期に必要な体力づくりの指導ができること。
❸ 講座を展開するうえで必要な、高齢者に関する身体的および認知的な特徴を理解していること。
❹ シニアとのコミュニケーション力を有していること。
❺ プログラム修了後の自主グループ活動を進めるにあたり、地域の学校などの訪問施設とも連携しながら、シニアの健康づくりを目的とした絵本の読み聞かせ活動ができるよう継続的に支援できること。

　地域には、上記の❶〜❺のいずれかの資質をもち合わせた方は散見されますが、実際に「絵本の読み聞かせ」プログラムを実施する際には、地元の図書館やボランティアセンターなどを通じてこれらの条件を満たす適任者を探す必要があります。

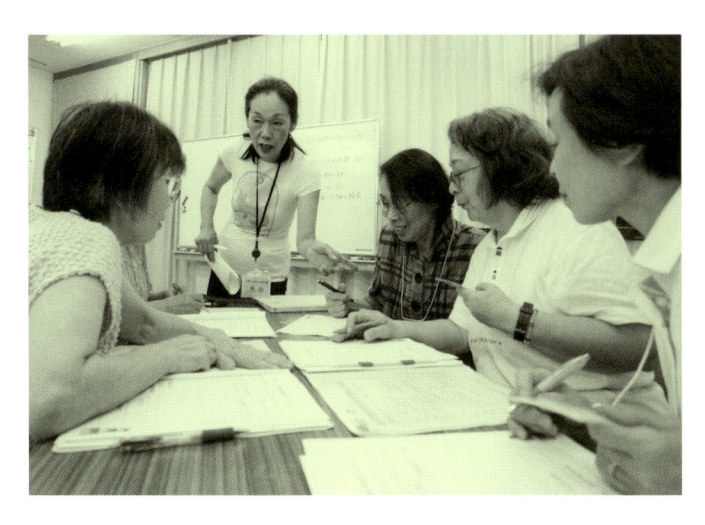

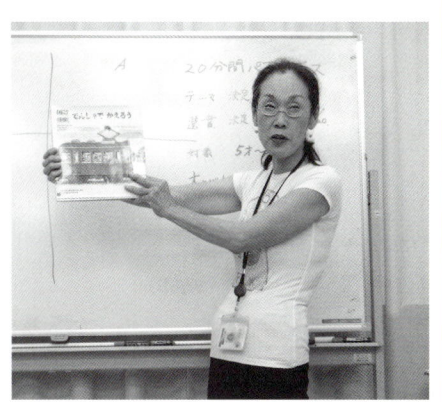

社会活動をめざす「絵本の読み聞かせ」プログラムの実際と評価

第1回 今読まれている絵本について

目的
- 講師の体験談などを通して、子どもたちや地域の今を知る
- 絵本の読み聞かせ活動の意義や絵本の世界の可能性について学ぶ
- 小学校などでどのような絵本が読まれているかを知る
- 実際に絵本の読み聞かせに触れることで、絵本の魅力を感じる

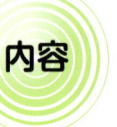

内容

1 講師が自らの絵本体験を語る

　講師が自己紹介を兼ねて、子どものころの絵本の思い出や、親に読んでもらった記憶を、本の題名やそのころ感じた気持ちなども交えてお話します。
　読み聞かせの活動などを経験している場合や、子どもとの交流、お年寄りとの交流などがある場合、その経験や今行っている活動などを紹介します。

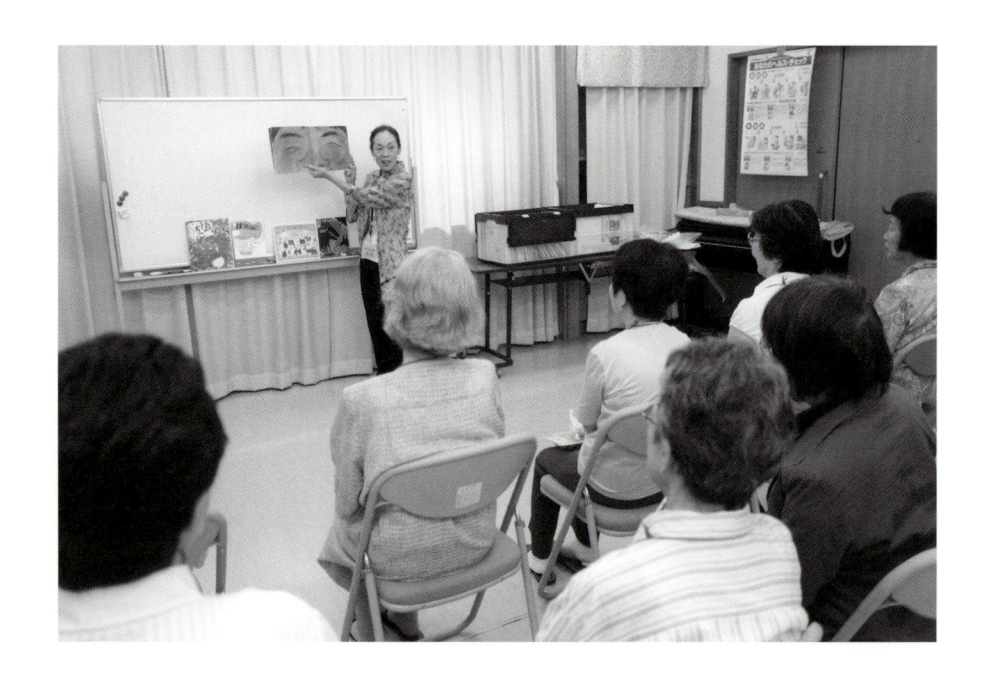

2 絵本の読み聞かせの現状を知る

　シニアの絵本の読み聞かせは主に小学校で行われることから、学校で行われている絵本の読み聞かせの現状や、学校と子どもの今、地域のかかわりについて体験などを交えて紹介します。

　受講生が子どもだったころや子育て中だったころとは違う、学校や児童の今について紹介します。ただし、違いばかりを強調するのではなく、昔から変わらない子どもや学校の様子なども交えて、受講生がその後の絵本の読み聞かせ活動に対して不安を抱くことがないような配慮も必要です。

3 実際に使われている絵本リストを紹介

　実際に小学校や中学校の読み聞かせで使われている絵本のリストを紹介し、それぞれの絵本がどのような意味をもっているかについて具体的に紹介します。例えば、小学校入学直後の子どもが抱える心理的不安などを反映した絵本を読み聞かせで使うことによって、子どもの不安解消につなげていることなどがあげられます。

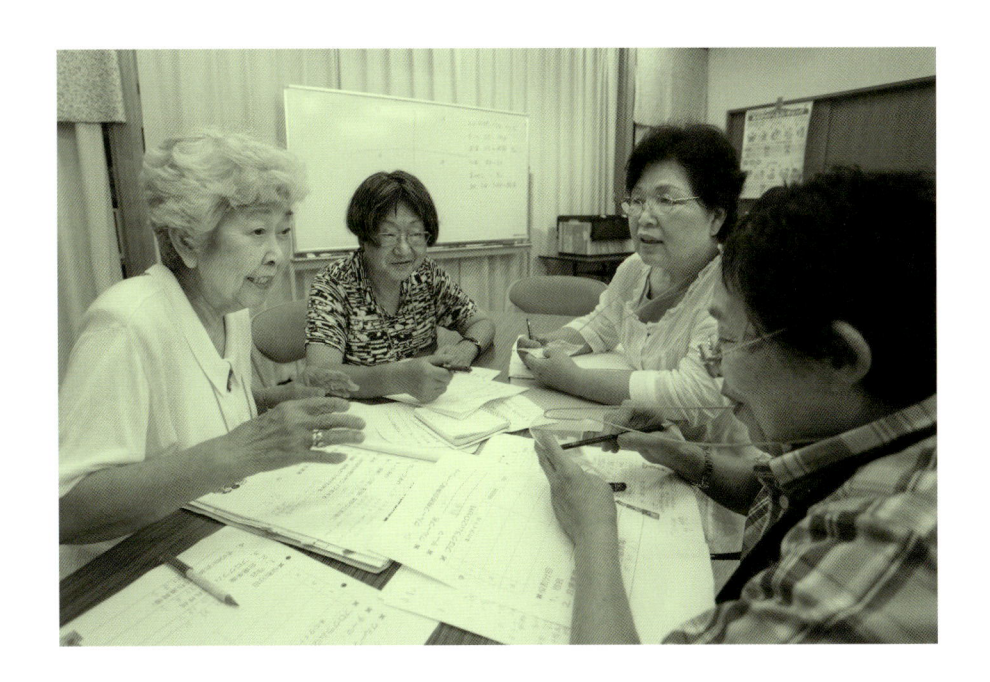

4　10分間トレーニング「記憶のしくみ」

　絵本の読み聞かせの学習に加えて、脳をさらに活性化させるように講座のなかに脳のトレーニング（いわゆる脳トレ）の要素を加えます。このトレーニングは、シニアの心身の活性化を促し認知機能の低下を抑制することはもちろんのこと、絵本読み聞かせ技術の向上にも役立ちます。

　よりよい読み聞かせを行うためには、あらかじめ物語を覚えるための記憶力や、聞き手の反応に合わせて読み聞かせの方法をその場で工夫するなどの注意力・判断力が求められます。これらの能力はまさに認知機能のはたらきによって成り立っていますので、認知機能のはたらきを保つことは、読み聞かせの成功と直結しているといえます。

　認知機能のなかでも、特に記憶の機能を維持・向上させることは、絵本の物語を覚える際にも役立つため、講座のなかにはできるかぎり記憶トレーニングを盛り込むことが期待されます。また、記憶トレーニングの実施にあたっては、記憶のしくみの基礎知識を学ぶことで、効果的に機能を活性化させることができます。記憶のしくみの基礎知識を表にまとめました。

　第2〜6回に、10分間トレーニングとして10分でできる脳トレゲームを紹介していますので、記憶の基礎知識を参考にしながら、心身の活性化の促進に取り組んでみてください。

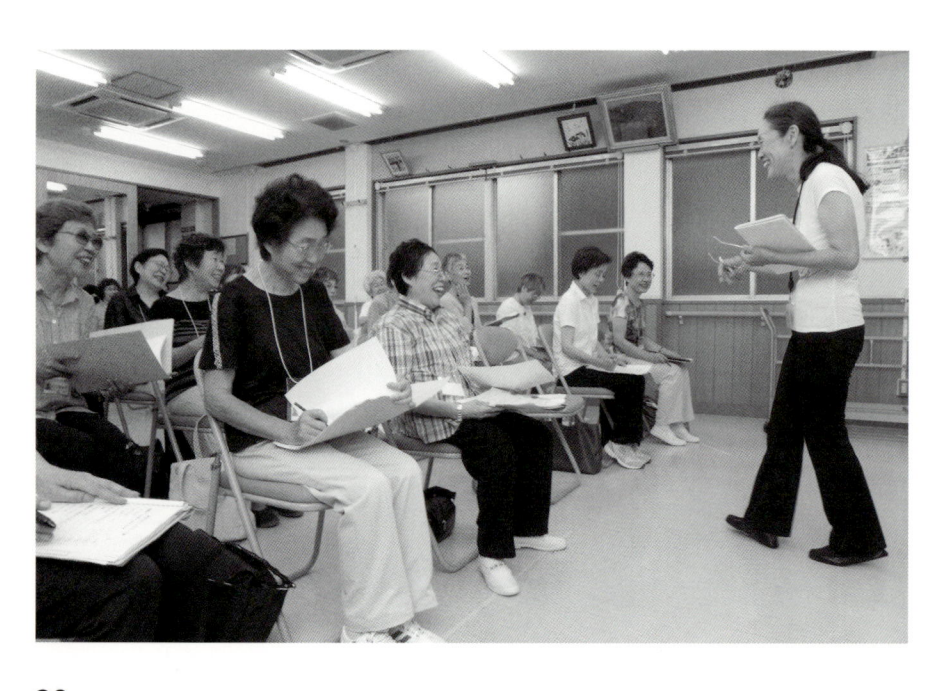

記憶の基礎

1　記憶にはさまざまな種類がある

　一言で記憶といっても、幼いころの思い出から、目の前にいる人の名前、自転車の乗り方、家までの帰り方など、さまざまなものがあります。そのなかには、年齢を重ねるごとに得意になるものと不得意になるものがあります。単純に年をとったからもの忘れがあると思うのではなく、記憶にはいろいろなものがあるということを知っておきましょう。

2　記憶には3つの段階がある

　記憶にはさまざまなものがありますが、ほとんどのものに共通する3つの段階があります。第1が「覚える」段階、第2が「覚えている」段階、第3が「思い出す」段階です。人の名前などを忘れてしまったときに、つい「思い出せない」ことばかりに気をとられがちですが、そもそも「覚える」ことができていなかったのかもしれません。新しい情報を覚える際には、まずは情報をしっかり覚えることが重要です。

3　情報が豊かなものが覚えやすい

　情報を必要なときに取り出すためには、3つの段階のすべてが円滑にはたらいていることが必要です。では、覚えやすい情報がどのようなものかというと、「情報が豊かなもの」です。例えば何か新商品が発売されたときに、商品の名前だけをみたときにはすぐに忘れてしまいますが、商品の名前といっしょに商品そのものも目にすると、とたんに頭のなかに残りやすくなるのではないでしょうか。

4　自分に関係する情報は覚えやすい

　情報が豊かなものが覚えやすいということは、覚えるべきものの情報を豊かにすればよいということになります。どうすれば情報が豊かになるかというと、自分に関連づけることが効率的であるといえます。なぜなら、人がもっている情報のなかでいちばん豊かなものは自分に関する情報です。それと関連づけることで、覚えるものの情報が豊かになると考えられます。

5　記憶の個人差──自分の得手不得手を知ろう

　自分に関連づけると情報が豊かになり、覚えやすいわけですが、これを絵本で考えると「感情移入」であるといえます。感情を込めて読み込むことが、物語を効率よく覚えるということにつながります。しかし、感情移入できる部分は人によって異なるため、人によって覚えやすい・覚えにくいといった個人差が生まれます。自分がどのような部分を覚えるのが得意なのか、自分を知っておくとよいでしょう。

社会活動をめざす「絵本の読み聞かせ」プログラムの実際と評価

第2回 忘れられない絵本

目的
- さまざまな状況や時間に合わせて読み聞かせを行うことを学ぶ
- エクササイズを通して「時間」を体感し、聞き手に伝えるために必要な注意点や技術について理解する

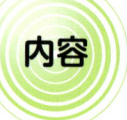

内容

1 自己紹介と絵本にまつわるエピソード

絵本の読み聞かせでは、さまざまな状況や時間に合わせて読み聞かせを行うことがあります。絵本がどのくらいの長さなのか、読み始めてどのくらいかかっているのかをからだで覚えると、時間配分にゆとりが生まれます。ここでは次に続く自己紹介のための時間の把握をします。

エクササイズ
「時間をからだで覚えよう」

1分がどのくらいの長さなのかを感じ、自分の感覚のずれを理解します。読み聞かせにどのくらいの時間がかかるのか、時間の長さについての感覚を身につけます。また、自身の性格を知る機会でもあります。

用意するもの：タイマー

1. 全員に座ったまま目をつむってもらう。
2. 講師の合図で1分間を計測し始める。
3. 自分で1分たったと思ったら、手をあげてもらう。
4. 講師は、受講者がどの時点で手をあげたか記憶する。
5. 講師は、いちばん早く手をあげた受講者が何秒で、いちばん遅かった人が何秒か教える（参考：いちばん早くて45秒、遅くて1分15秒）。

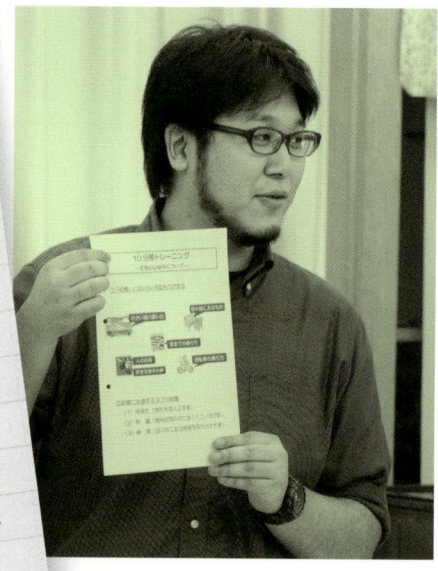

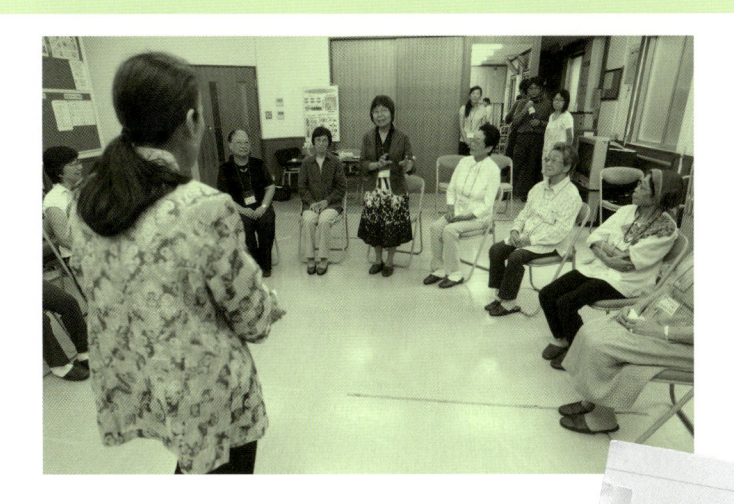

① 名前、出身地、思い出の絵本を必ず入れた自己紹介をする。
② 2分または3分でベルを鳴らし、必ず終了させる。

エクササイズ
「自己紹介をしよう」

　自己紹介をとおして昔の記憶を掘り起こしてもらいます。参加者同士の理解を深めることもねらいとなります。2分（または3分）で自己紹介をすることによって、相手に伝えたいことを決められた時間で伝えることの難しさを体感してもらいます。
　自己紹介の内容には必ず名前、出身地、思い出の絵本を入れるよう強調します。思い出の絵本の名前など具体的になくても、読んであげたときの思い出などについて話すようにしてもらいます。思い出の絵本がないという人が多いですが、何か絵本や本にまつわるエピソードや、過去の記憶をよみがえらせるようにします。

用意するもの：タイマー

　自己紹介において、話し方、経験などその人の特徴をとらえます。客観的に自分のなかで整理して話すことができたか、絵本の読み聞かせに客観性が重要である点を伝えます。参加者の共通性を把握します（出身地など）。

2 聞き手に伝えるためのポイント

絵本の読み聞かせに必要な基本的な技術のポイントについて紹介します。絵本の理解から、部屋の大きさに合わせた声量の必要性など、講座のみならず絵本の読み聞かせの実践において理解しておくべきポイントについて紹介します。

1 目的にそって、起承転結を整理する
短い自己紹介のなかでも、出身地のこと、思い出の絵本など起承転結をわかりやすく伝える必要がある。絵本も同じ！

2 強調部分に感情移入する
受講者の話のなかからリアリティがある話などを引用しながら、話のなかで強調したかったことには感情が入る。だからリアリティがあり、感動を与える。読み聞かせでは絵本を借りて、私たちの真実を伝える作業をする。子どもたちにうそは伝えない。

3 聞き手に届くような音量と滑舌
部屋のキャパシティーを把握して声の大きさとテンポを考える。声量も部屋の大きさに合わせていかなければならない。からだもきたえなければならない。大きすぎると前に発した声に後ろの声がかぶさってしまう。

4 冷静に時間配分
客観性をもって、冷静に時間配分を計算することが大切。

自分がどうみえるか　⇒　自分をどうみせるか

■ 宿題

自分の思い出の絵本を探して、次回持ってくる。

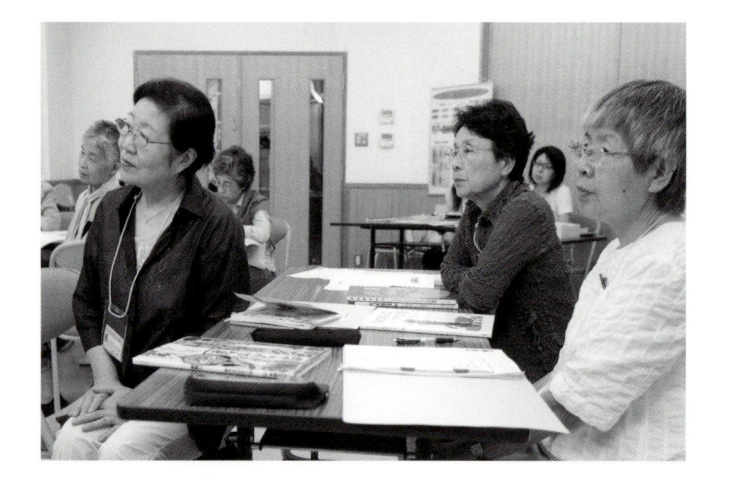

3　10分間トレーニング「伝言ゲーム」

　伝言ゲームを通して、情報を伝えることの難しさ・情報の変わり方を学びます。

用意するもの：メガホン、伝言カード、
**　　　　　　　A4用紙（最後の人が内容を書くのに用いる）**

❶ 2～3グループに分かれる（1グループを6人程度）。
❷ 教室の端から端に等間隔に1列に並ぶ。
❸ 各グループの最初の人に伝言するお題（カード）をみせる。
❹ お題をみたら、用意ドンの合図で次の人にお題を伝える。
❺ 最後の人までいったら、他のチームが終わるまで待つ。
❻ すべてのチームが終わったら、それぞれのチームの最後の人はお題を発表する。

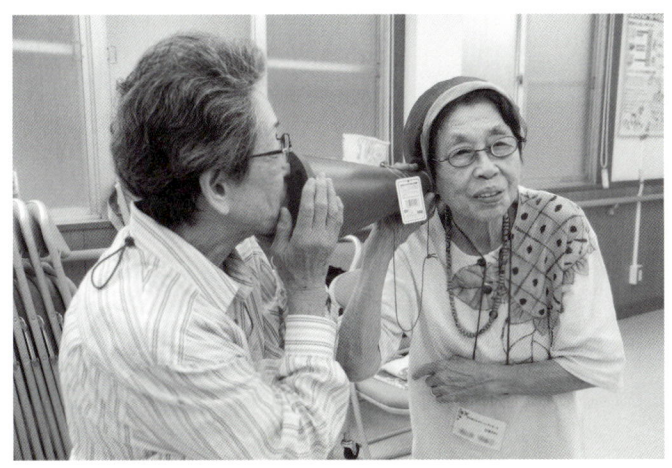

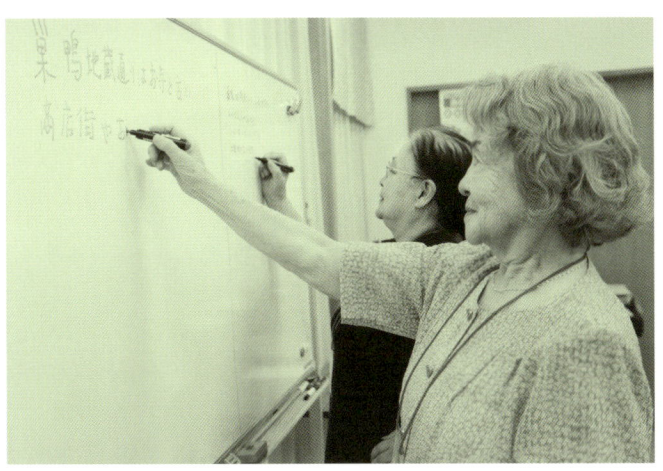

第3回 思い出の絵本を読む

目的
- 自分の人生を振り返りながら紹介した思い出の絵本を実際に読んでみることにより、さらに絵本にまつわる記憶やそのことの思い出をよみがえらせる
- 絵本を実際に読むことにより、今自分がもっている絵本を読む力がどの程度のものか感じ、講座のなかでの学びに生かしていく

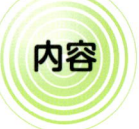

内容

1 「自分で選んだ絵本を読んでみよう」

もってきた絵本を受講生みんなに、座ったまま3分以内で読んでもらいます（全体で1時間程度）。講師は、受講生それぞれの絵本の読み方を観察し、その後の指導の参考にします。

ねらい

- 各受講生の呼吸法を確認する。
  胸呼吸、口呼吸など呼吸が浅い場合は指摘し、腹式呼吸を意識するように指導する。
- 声量と滑舌とその本に合ったテンポで話せているか確認する。部屋の大きさに合わせて話しているか？ 人数に合わせているか？

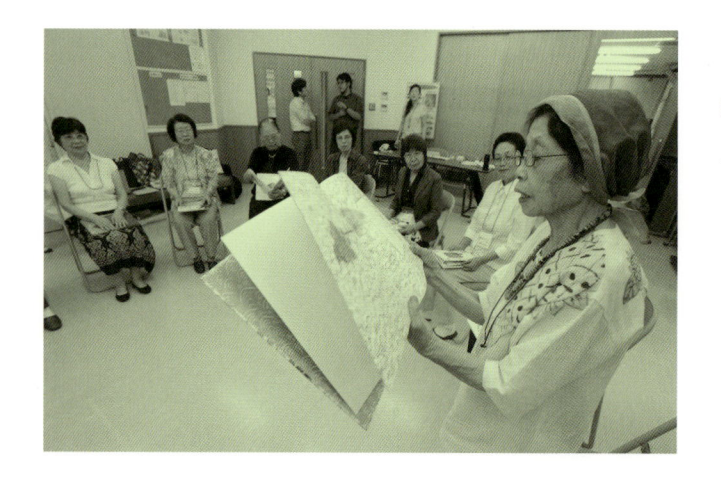

絵本を用意できなかった人は、インストラクターに申告するようにする。絵本が見つからなかった人、忘れた人がいるので、スタッフは事前に絵本の準備をする。

2　7つのポイントを知り、自己採点

1. 絵本の見せ方
2. 声の大きさ
3. はっきりと読めたか
4. 本の内容に合ったリズムで読めたか
5. 顔の向き
6. 姿勢
7. 本を大切に扱う

3　10分間トレーニング「新聞記事の記憶ゲーム」

　スタッフが300文字程度の新聞記事を読み上げて、参加者には聞いた内容を覚えてもらいます。もちろん300文字も覚えることは難しいので、「覚えられる部分だけ覚えてみてください」と伝えます。新聞記事を読み上げた後で、そのときに覚えている内容を用紙に書き出してもらいます。その後、覚えていた内容をひとことずつ口頭でいってもらいます。最後に答え合わせを行って、どんな内容だったかを確認します。

ねらい

- みんなに同じ話を伝えても、覚えている内容には個人差があることをわかってもらう。
- 記憶の仕方は人それぞれであり、細かい情報を覚えるのが得意な人もいれば、話の全体像をとらえるのが得意な人もいることを理解し、記憶するときの自分の癖を把握してもらう。

用意するもの：新聞記事、筆記用具

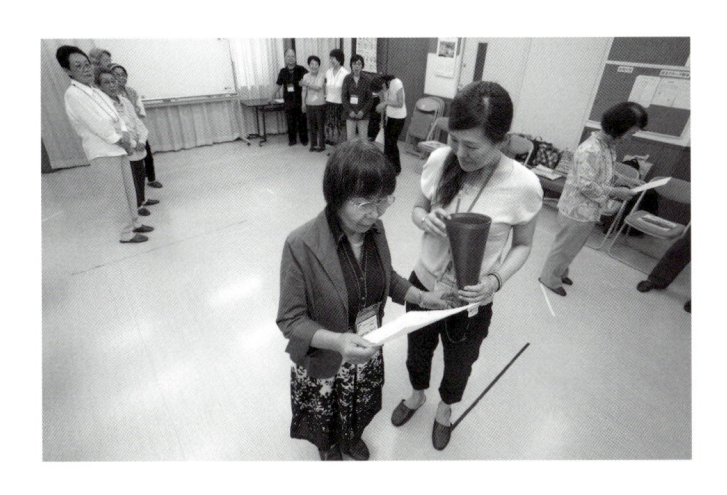

第4回 読み聞かせに必要なからだづくり "その1"

目的
- 高齢者の身体的特徴などを踏まえ、生活のなかでできるエクササイズなどを行う
- 柔軟体操や姿勢など絵本の読み聞かせに必要なからだづくりについて学び、継続的に行うことの必要性を理解する
- 学んだエクササイズを、講座の教室に来場した際に準備運動として自主的に行えるようにする

内容

1 継続的に行いたい柔軟体操

- 首と肩の柔軟
- 前屈から横への曲げ伸ばし
- ゆっくりスクワットとゆっくりもも上げ

2 姿勢を矯正する

　足は肩幅、肛門をしめる。力を抜く。肩甲骨をしめて、あごを引く。そして、胃をななめ後ろにひっぱる感じ。

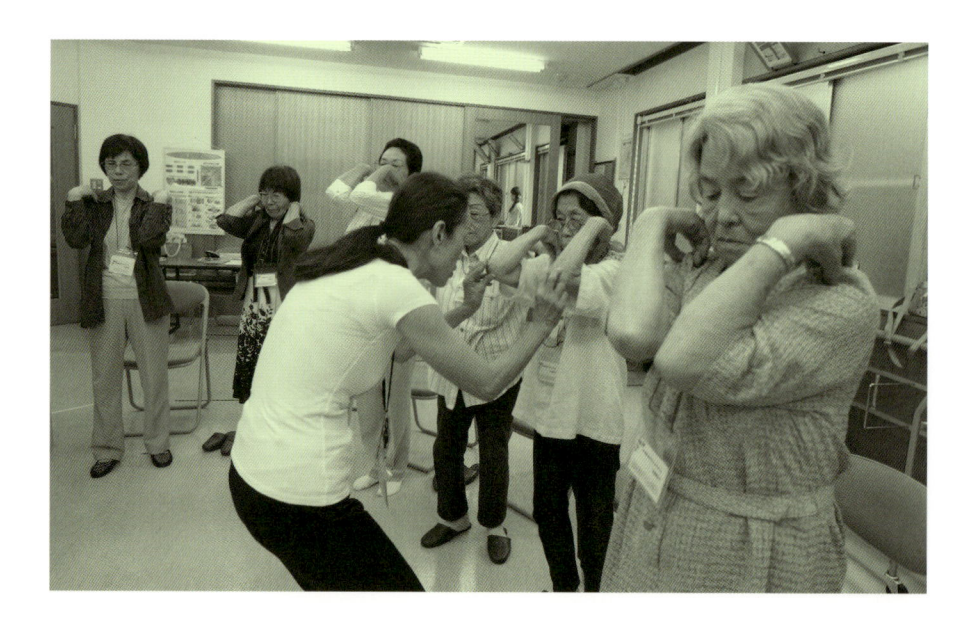

3　10分間トレーニング「あいうえおの歌の暗唱に挑戦」

北原白秋の『あいうえおの歌』を覚えて暗唱できるようにします。図のように空白を入れた『あいうえおの歌』を3段階用意して、1つずつ練習します。一度にすべてを覚えるのは大変ですが、少しずつでいいので覚えてみましょう。

『あいうえおの歌』を覚えればどこでも発声練習ができるようになり、一石二鳥です。

レベル1

あいうえおの歌（北原白秋）

あめんぼ　あかいな　アイウエオ
浮藻に子蝦もおよいでる
柿の木、栗の木カキクケコ
きつつきこつこつ枯れけやき
ささげに酢をかけサシスセソ
その魚浅瀬で刺しました
立ちましょうラッパでタチツテト
トテトテタッタと飛び立った
なめくじのろのろナニヌネノ
納戸にぬめってなにねばる
鳩ぽっぽほろほろハヒフヘホ
日向のおへやに笛を吹く
まいまいねじまきマミムメモ
梅の実落ちても見もしまい
焼栗茹で栗ヤイユエヨ
山田に灯のつく宵の家
雷鳥は寒かろラリルレロ
蓮花がさいたら瑠璃の鳥
わいわいわっしょいワヰウヱヲ
植木屋井戸がえお祭りだ

レベル2

あめんぼ　あかいな　ア
浮藻に子蝦もお
柿の木、栗の木カ
きつつきこつこつ枯
ささげに酢をかけサ
その魚浅瀬で刺
立ちましょうラッパでタ
トテトテタッタと飛
なめくじのろのろナ
納戸にぬめってな
鳩ぽっぽほろほろハ
日向のおへやに笛
まいまいねじまきマ
梅の実落ちても見
焼栗茹で栗ヤ
山田に灯のつく宵
雷鳥は寒かろラ
蓮花がさいたら瑠
わいわいわっしょいワ
植木屋井戸がえお

レベル3

あめんぼ　あ
浮藻に子
柿の木、栗
きつつきこ
ささげに酢
その魚浅
立ちましょうラ
トテトテタ
なめくじの
納戸にぬ
鳩ぽっぽほ
日向のお
まいまいね
梅の実落
焼栗茹
山田に灯
雷鳥は寒
蓮花がさ
わいわいわ
植木屋井

レベル4

あ
浮
柿
き
さ
そ
立
ト
な
納
鳩
日
ま
梅
焼
山
雷
蓮
わ
植

宿題

習ったエクササイズを毎日実践しましょう！

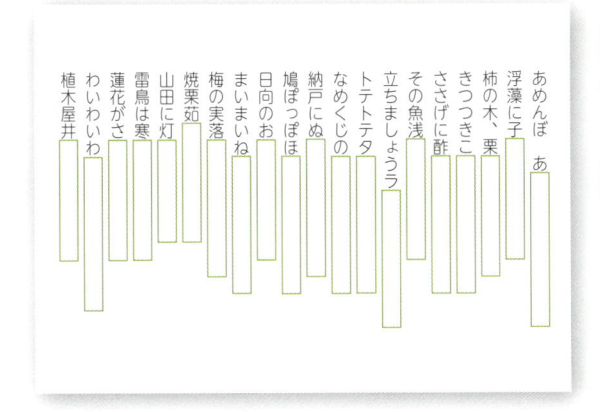

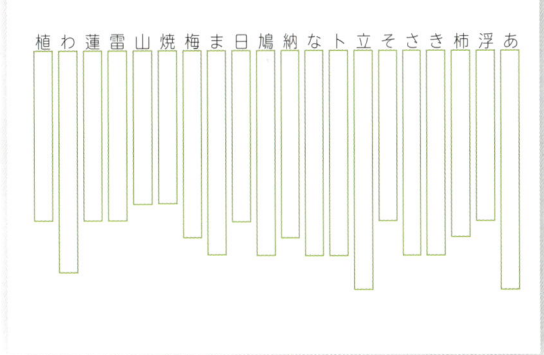

第5回 読み聞かせに必要なからだづくり "その2"

目的
- 高齢者の身体的特徴などを踏まえ、生活のなかでできるエクササイズなどを行う
- 呼吸法、発声など絵本の読み聞かせに必要なからだづくりについて学び、継続的に行うことの必要性を理解する
- 学んだエクササイズを、講座の教室に来場した際に準備運動として自主的に行えるようにする

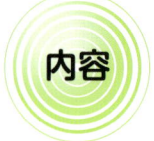

内容

1 口角の筋肉を使って滑舌訓練

口を動かし、「ウー」、「イー」。口角の筋肉を使います。
滑舌訓練：口の体操（アエイウエオアオ青い鳥……）
　　　　　　あいうえおの歌（あめんぼあかいなアイウエオ……）

2 手の甲に向かって発声練習

鼻で息を吸い込んでおなかをふくらませ、ゆっくり吐きます。
右手を前に伸ばし、息を手の甲に向かって吹きかけます。手の甲に息を感じられるように吹きます。
口をすぼめて、大量に一気に吹くように指示します。

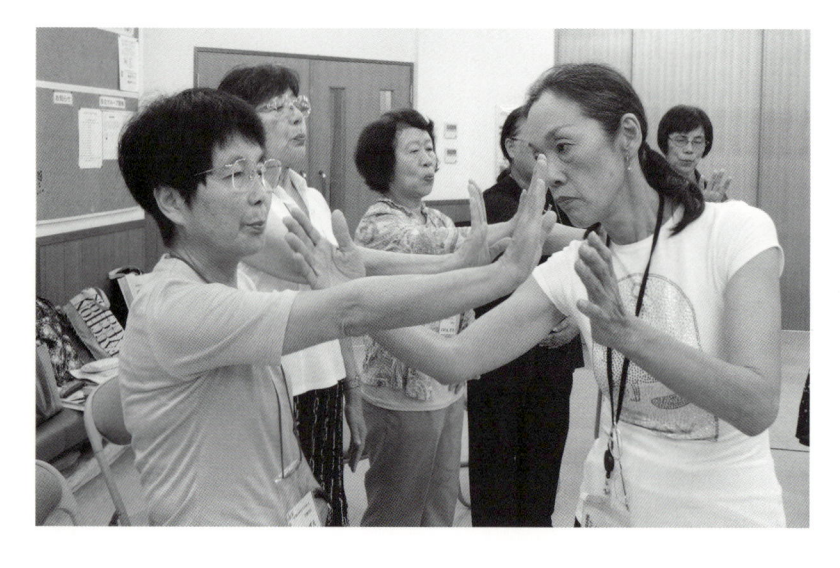

3 10分間トレーニング「伝言ゲーム"その2"」

　第2回で実施した伝言ゲームと同じお題で伝言ゲームを行う。その際に、今までにこのプログラムで学んだことを生かしてやってみましょうと声をかけてください。同じ手順で伝言ゲームを行い、前回の結果と違いがあるかみくらべてみましょう。

■ 宿題

> 　次回から個人発表会に向けての練習を行っていくため、自分が読む本を選書しましょう！ さらに、その本がどれくらいの時間で読めるかを自分で計測してみましょう。

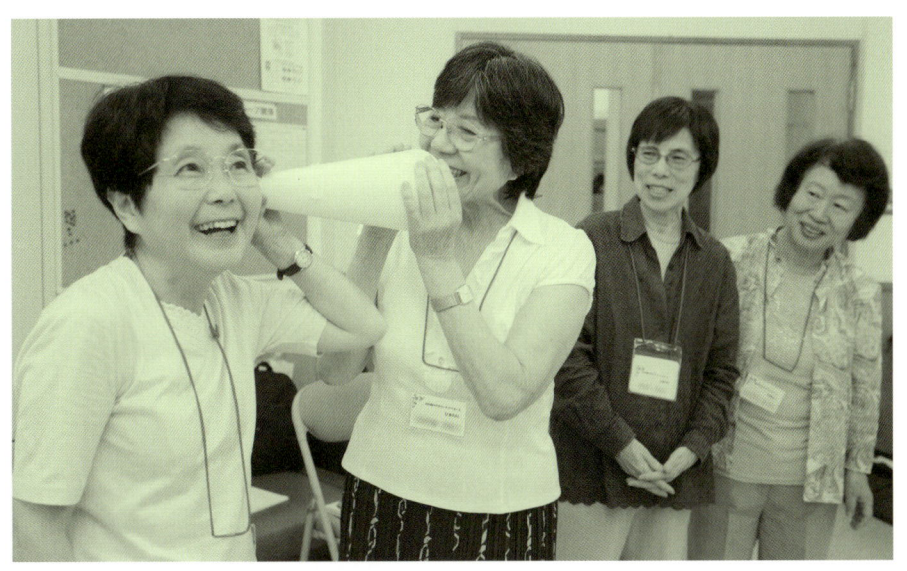

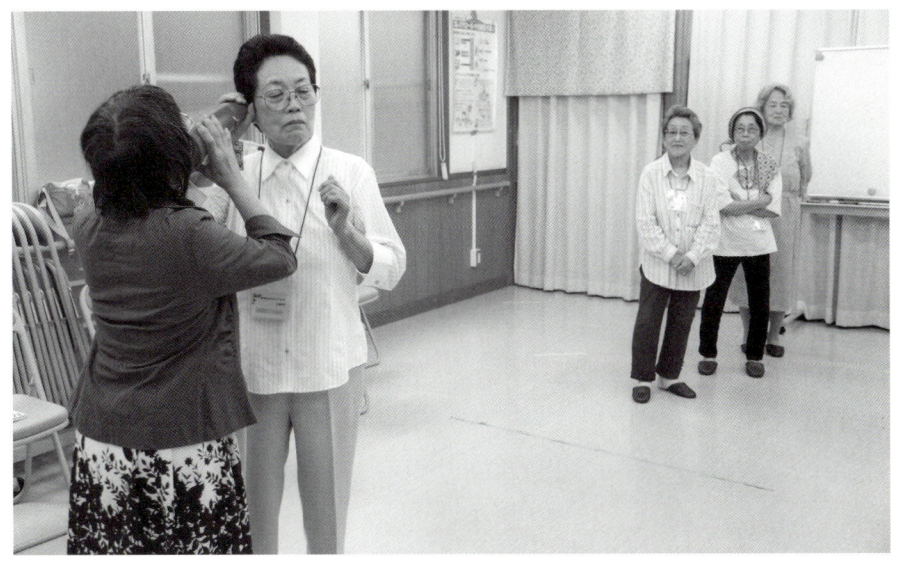

第6回 読み聞かせの練習

目的

- 個人発表に向けて、選書した絵本を用いて7つのポイントを確認する
- 文章への理解を深めるため、エクササイズを通して作者の意図や聞き手のことを意識した絵本の読み込みを理解する

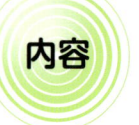

内容

1 「柔軟体操」から「発声」までの復習

前回の復習をして、エクササイズの手順を身につけます。

2 7つのポイントの再チェック

第3回で学習した絵本の読み聞かせをするうえでの7つのポイントを、各自実際に選書した絵本を使いながら確認します。

3 自分で表現できるように内容を理解

絵本の内容の理解を深めます。作者の考え、強調したい箇所やセリフ、特にみせたい絵がどこにあるかを考えることにより、その絵本の思いなどを理解し、絵本の読み聞かせで表現できるようにします。

> **エクササイズ**
> 「絵本を読み込む」
>
> 用意するもの：書き込み余白つき付箋
> 　　　　　　（赤、青、緑、黄、橙の5色）
>
> ❶ いちばん面白いと思ったところに赤い付箋をつける。
> ❷ いちばんみせたい絵に青の付箋をつける。
> ❸ いちばん聞かせたい言葉に黄色の付箋をつける。
> ❹ いちばん子どもたちが喜びそうなところに緑色の付箋をつける。
> ❺ いちばん難しいと感じるところに橙色の付箋をつける。
> それぞれの付箋の余白に、どのように表現すればよいかをメモする。

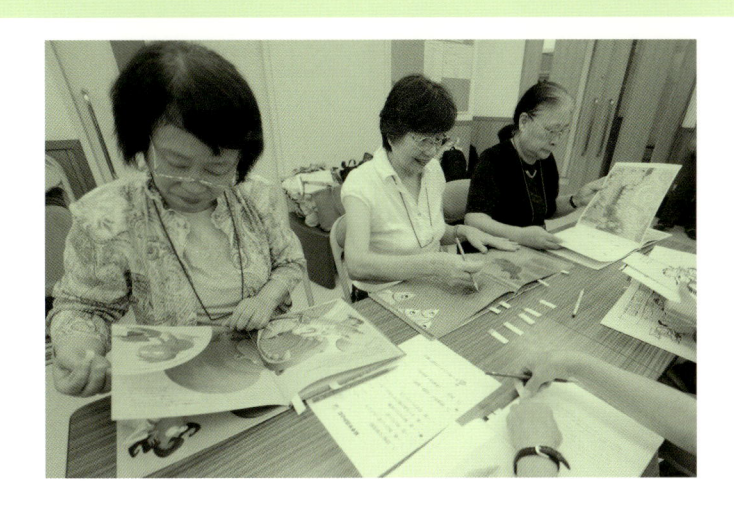

読み込みのポイント

- 貼る場所が同じところになってもよいので、必ず貼るように指導する。
- 面白いところ、みせたいところがはっきりしてきているかを確認する。
- いちばん面白いところをクライマックスにする。面白いところとみせたい絵がいっしょの人は最高のクライマックス。
- 赤を頂点にして、1冊の本を立体化する。「ここで大きな声を出してみよう」とか、お話にでこぼこができる。これが読み込みの基礎。
- 表現するのに重要なのは感情移入。そこで役立つのは経験。悲しみや喜びの経験がたくさんあるシニアだからこそ、絵本のすばらしさを伝えることができる。
- 観察力が大事。「こういうとき、人はどうするか？」人のことを観察することから学ぶ。自分の思いをぐっと入れるから感動する絵本になる。
- 聞き手の子どもたちに、「この表現わかるかしら？」ということも含めて考えながらつくり上げていく。読み聞かせで大事なのは、何度も読み込んでも読み聞かせをするときには、初めて読むような気持ちが大事。

4 10分間トレーニング「イメージ訓練」

　スタッフが任意の絵本を選んで、絵をみせずに1ページ分の文章を読んで聞かせる。その文章から絵本にはどのような風景が描かれているかを参加者に想像してもらう。その後実際の絵を提示し、自分のイメージと合っていたかを確認してもらう。さらに、次のページにはどのような風景が描かれているかを想像してもらい、同様にイメージと合っていたかを確認してもらう。

■ 宿題

自分が選んだ絵本の読み聞かせ練習を1日5回以上行いましょう。

社会活動をめざす「絵本の読み聞かせ」プログラムの実際と評価

第7-9回 個人発表会、グループ発表会の準備

目的
- 実際に本番に近い絵本の読み聞かせを体験し、これまでの学習の成果として7〜8分の絵本の読み聞かせの個人発表を行う
- どのような点が良かったのか、悪かったのか、客観的に発表を振り返る
- 最終回に向けたグループ発表の準備を始める

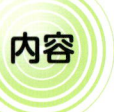

内容

1 第7、8回：全員が個人発表をする

1人7〜8分の絵本の読み聞かせを行い、全員が終了した後にインストラクターが一人ひとりに対して講評を行います。

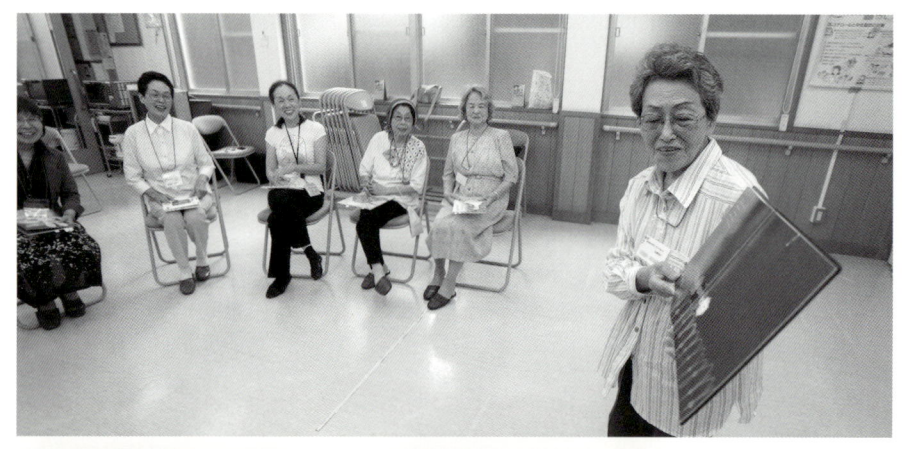

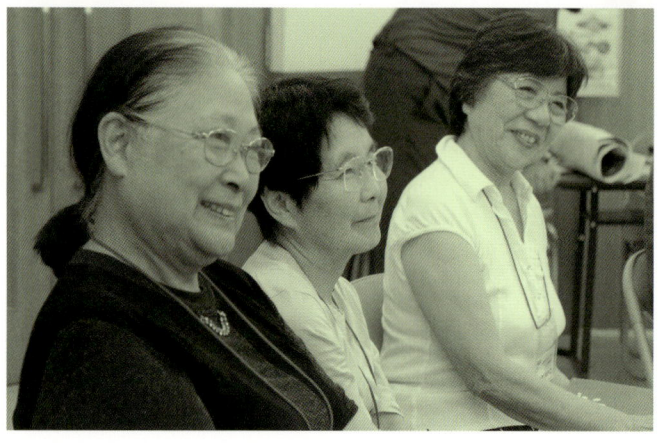

2 第9回：自分の発表を振り返る

・自己採点

自己チェックカードを使用して、自分の発表について振り返ってもらいます。1週間前のできごとを詳細に思い返してもらいます。最終的に100点満点のうち何点であったかを各自確認してもらいます。

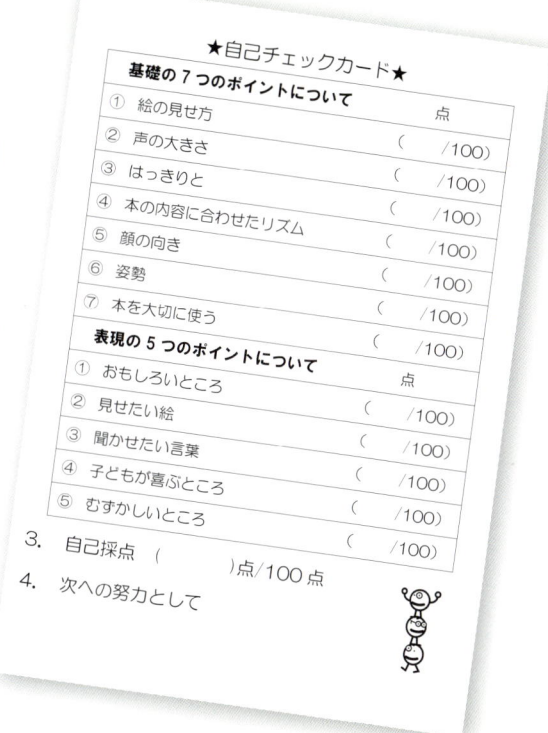

★自己チェックカード★

基礎の7つのポイントについて 点
① 絵の見せ方　　　　　　　　　　（　/100）
② 声の大きさ　　　　　　　　　　（　/100）
③ はっきりと　　　　　　　　　　（　/100）
④ 本の内容に合わせたリズム　　　（　/100）
⑤ 顔の向き　　　　　　　　　　　（　/100）
⑥ 姿勢　　　　　　　　　　　　　（　/100）
⑦ 本を大切に使う　　　　　　　　（　/100）

表現の5つのポイントについて 点
① おもしろいところ　　　　　　　（　/100）
② 見せたい絵　　　　　　　　　　（　/100）
③ 聞かせたい言葉　　　　　　　　（　/100）
④ 子どもが喜ぶところ　　　　　　（　/100）
⑤ むずかしいところ　　　　　　　（　/100）

3. 自己採点（　　　）点/100点
4. 次への努力として

3 グループ発表に向けて話し合う

4〜6人で1つのグループをつくるようにします。各グループでプログラムの作成や、名札の作製を行いやすいようにテーブルを用意します。

グループ発表に向けての役割分担、どのようなテーマで発表を行うのか、どのような絵本を読むのかなどについて検討します。発表会で使用する名札などの小道具づくりも始めます。

＊第9回からはグループワークが中心となります。

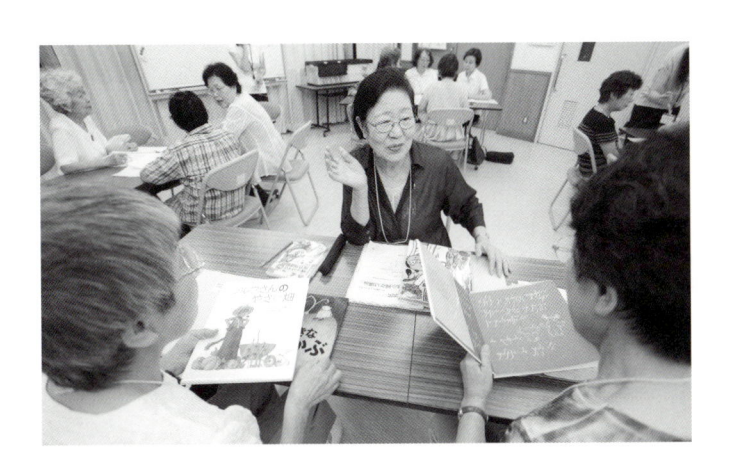

第10-12回 グループ発表会の練習、発表、修了式

目的
- 読み聞かせに適した絵本の選び方を習得する
- 聞き手に向けて、「読み」「語る」ことを実演する自己表現を学ぶ

内容

1 第10回：絵本を確定し、プログラムを作成

グループ発表に向けて読む絵本を確定するよう話し合います。発表会で使用するプログラムなどの作成を始めていきます。

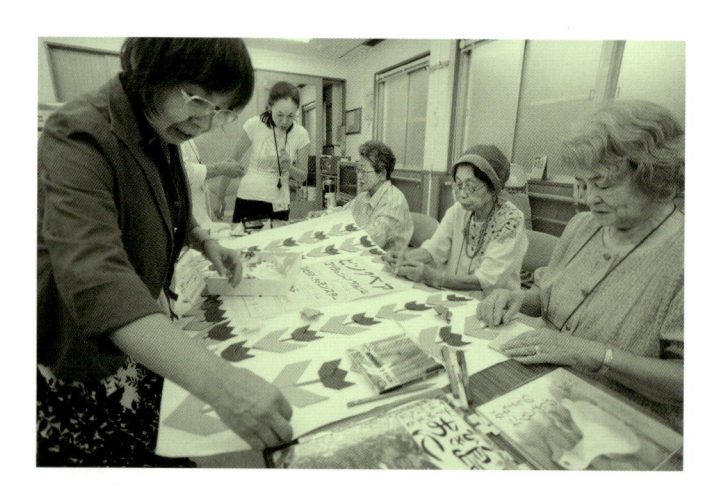

2 第11回：本番に向けて発表リハーサル

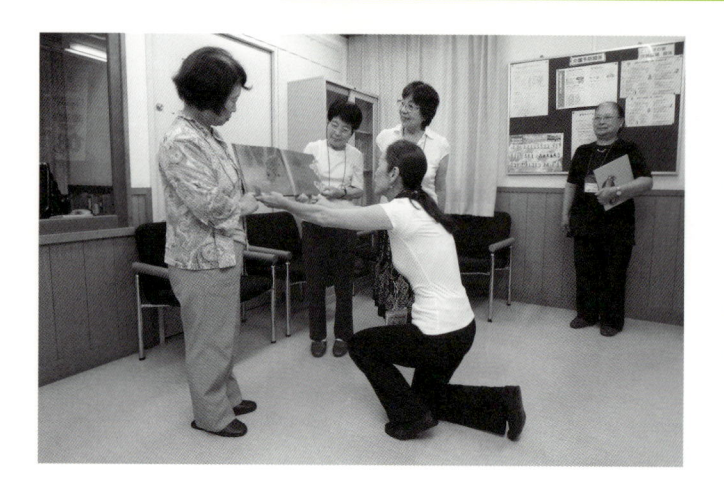

グループ発表に向けて最終的な構成などを確定し、本番に向けたグループ発表のリハーサルを行います。講師はグループごとにリハーサルをチェックし、必要な修正やアドバイスを提供します。リハーサル中、他のグループはプログラムづくりなどの準備を進めます。

3 第12回：グループごとに成果を発表

　最終回の成果発表として絵本の読み聞かせをグループで行います。各グループで準備した成果と個人でそれまで学んだ絵本の読み聞かせの技術についての成果を披露し、より実践的な絵本読み聞かせの活動につなげるきっかけとします。グループ発表終了後は講師による講評を行い、その後に修了式を行います。

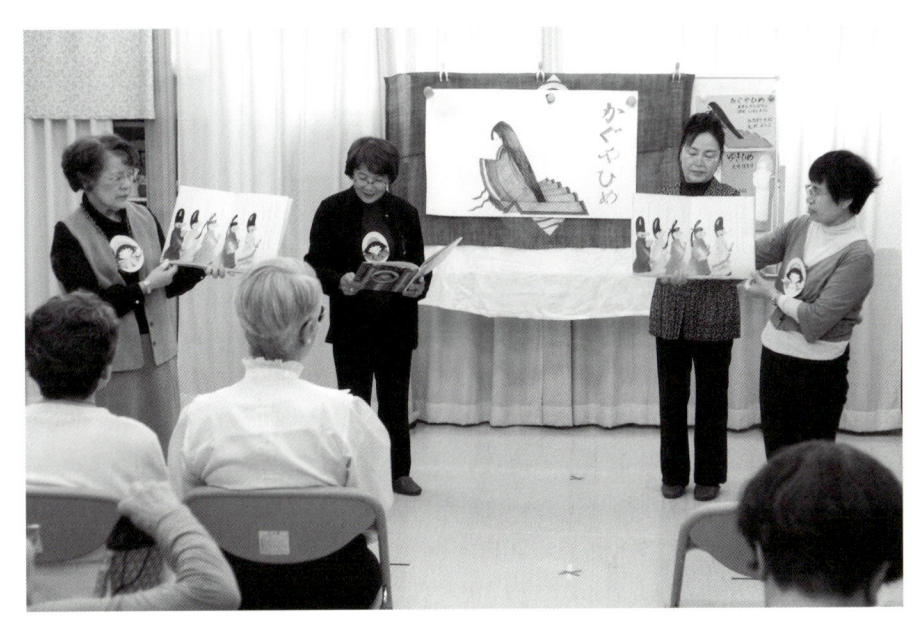

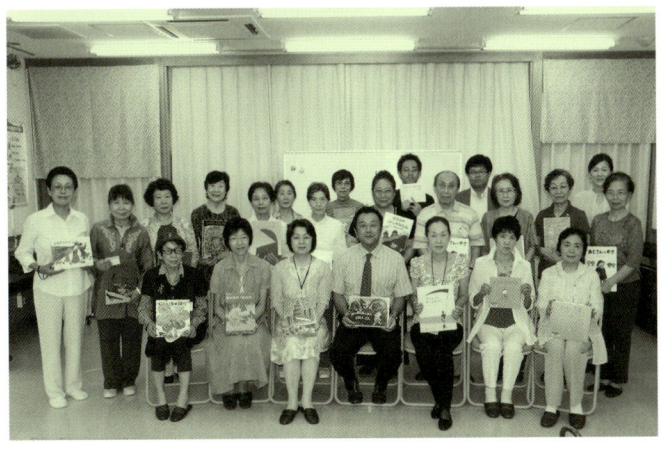

「絵本の読み聞かせ」プログラムの評価

「絵本の読み聞かせ」プログラムの認知機能への効果を検証するため、東京都在住の高齢者の方を対象に無作為化比較試験を実施しました。ここでは、2つの地区で行ったプログラムの結果をまとめて、その成果について述べます。

「絵本の読み聞かせ」プログラムの評価方法

❶ 参加者を無作為に割り付け

東京都の2つの地区にて、もの忘れに不安のある方を募集し、前期群（以後、介入群）と後期群（以後、対照群）に無作為に割り付けました。介入群に割り付けられた方は29名であり（男性2名、女性27名、平均年齢73.0歳）、対照群に割り付けられた対象者も同様に29名でした（男性3名、女性26名、平均年齢73.3歳）。

プログラムの参加者は、広報などを利用して募りました。

❷ 事前評価と事後評価で効果を検証

参加希望者に、事前評価として1回目の健康調査に参加していただきました。調査結果から、介入群と対照群の間に年齢や活動能力に偏りがないことを確認しました。その後、介入群には週に1回の「絵本の読み聞かせ」プログラムに参加してもらいました。対照群には基本的に通常どおりの生活を送ってもらい、待機中の近況報告もかねて一般的な健康講座に月に1回参加してもらいました。介入群の講座修了後に事後評価として2回目の健康調査を実施しました。

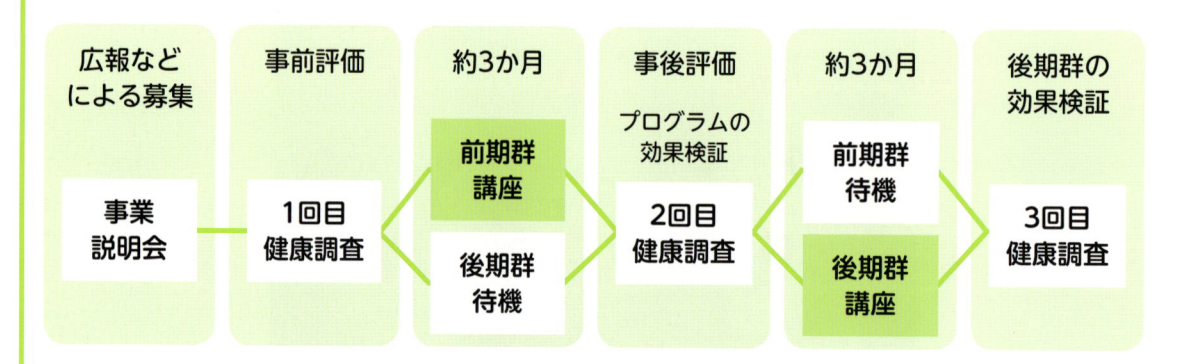

広報などによる募集	事前評価	約3か月	事後評価	約3か月	後期群の効果検証
事業説明会	1回目健康調査	前期群講座 / 後期群待機	プログラムの効果検証 2回目健康調査	前期群待機 / 後期群講座	3回目健康調査

❸ 評価内容：物語の記憶検査を実施

健康調査会場にて個別面接式の認知機能検査、身体機能検査、生活機能・心理社会的健康に関する調査を実施しました。

認知機能は複数の領域から成り立っているため、複数の検査を用いて多面的な評価を行いましたが、ここでは主要な評価指標である言葉の記憶力に関する

検査について取り上げます。言葉の記憶力は日常生活で求められる機能と直結しているため、とても重要な指標です。本プログラムの検証では、物語の記憶検査（ウェクスラー記憶検査法の論理的記憶）を実施しました。物語の記憶検査では、25項目の内容から構成される物語を2つ口頭で読み上げ、それを記憶するように求めました。物語を聞いてからおよそ30分後に、2つの物語を思い出していただき、思い出せた項目の数を得点としました。

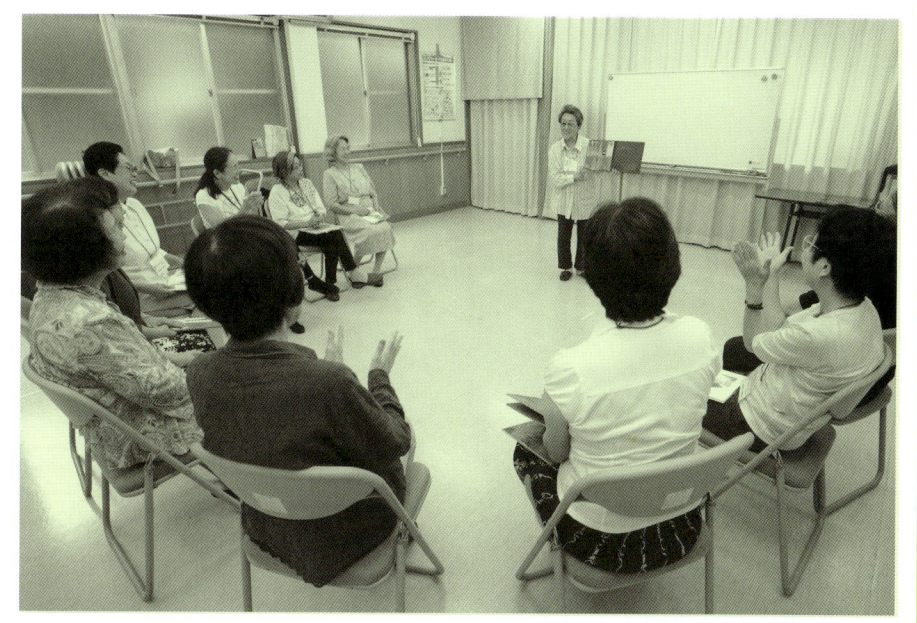

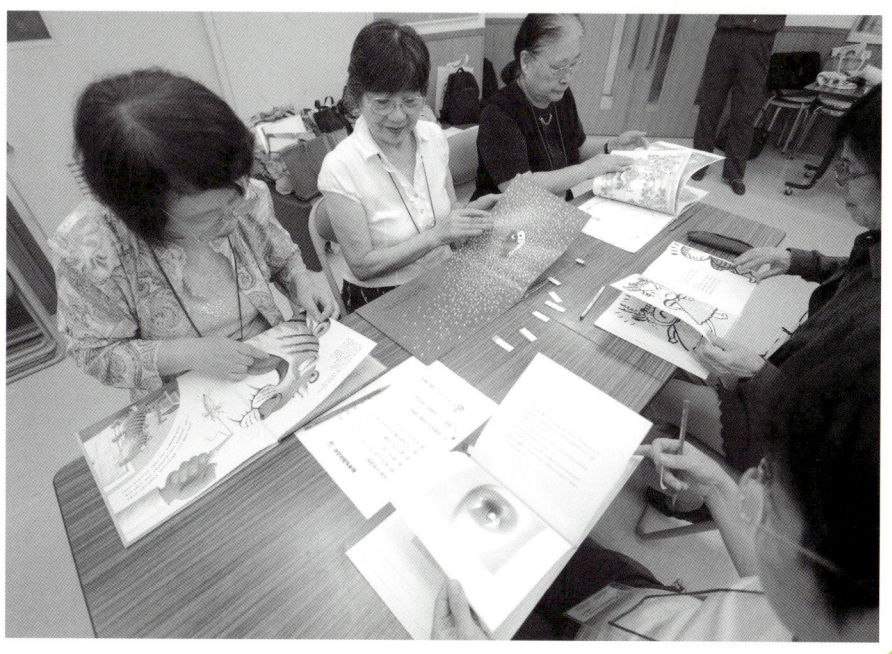

本プログラムに参加することで多くの物語に触れ、それを記憶するという作業を行うなかで、覚えたものを効率よく保つ能力が向上したと考えられます。一見すると本プログラムと密接に関係した効果であるため、当たり前の結果のように感じますが、物語の記憶能力は日常生活に類した機能であると考えられるため、重要な成果であるといえます。

「絵本の読み聞かせ」プログラムの評価結果

介入群の記憶保持率が向上

物語の記憶検査の得点を事前評価と事後評価で比較したところ、対照群の成績は変化がない一方で、介入群の得点は事後評価で向上していました。これは、絵本の物語を記憶し、読み聞かせるという本プログラムの内容が直接影響し、検査の得点の向上をもたらしたと考えられます。

各群の物語の記憶検査の得点の推移

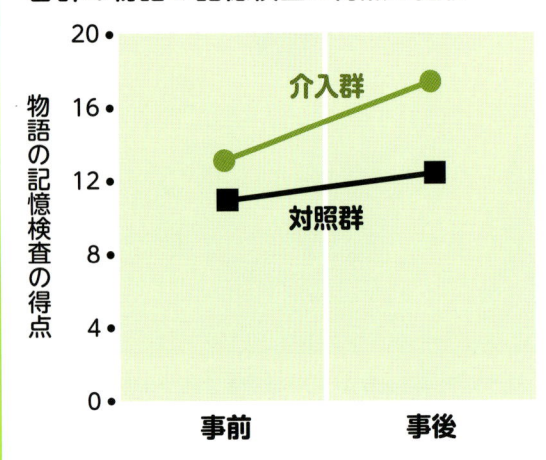

各群の物語の記憶の保持率の推移

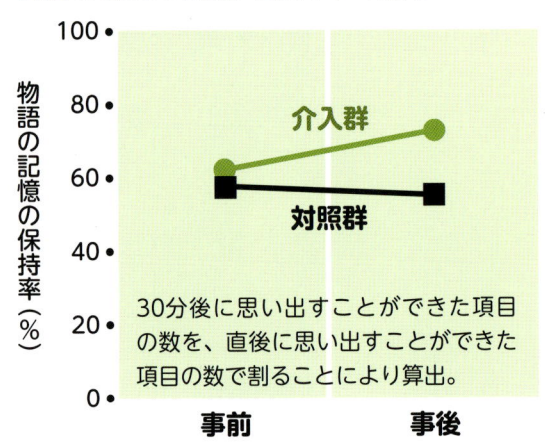

30分後に思い出すことができた項目の数を、直後に思い出すことができた項目の数で割ることにより算出。

さらに、本プログラムの記憶機能への影響について詳細に検討するために、記憶の保持率というものを算出し、得点の変化を検討しました。記憶の保持率とは、物語を聞いた直後に覚えていた項目のうち、30分後に思い出すことができた項目はいくつであったかという割合を求めたものです。本プログラムに参加することで、物語を聞いた直後に覚えられる量が増えることで得点が向上したのか、それとも最初に覚えたものを長く保っておくことができるようになったことで得点が向上したのかが明らかになります。統計的な解析を行った結果、記憶の保持率でも介入群の得点の向上が示されました。これは、物語の記憶検査における得点の向上は、一度に覚えられる内容の量が増加したわけではなく、一度覚えた内容を長く保っておく能力が向上したためであることを示唆しています。

平均出席率は93.9%

　2つの地区の介入群に本プログラムの講座を実施した結果、いずれの地区でも出席者が多く、平均出席率は93.9％でした。これは、少人数による介入講座という運営的側面だけではなく、絵本への興味・関心、グループワーク、相互実演などの絵本の読み聞かせ講座というコンテンツの魅力に起因していると考えられます。

　絵本読み聞かせの魅力の1つに、楽しみながら活動ができるということがあります。いわゆる「脳トレ」全般にいえることとして、楽しく続けられる期間はいいのですが、何年もその活動を継続するとなると難しいのではないでしょうか。一方、絵本には「ネタがつきる」ということがなく、活動の長期継続に適しています。本プログラムは多くの人と交流をもちながら、結果として自然と認知機能が刺激されるという、一石二鳥、一石三鳥の活動であるといえます。

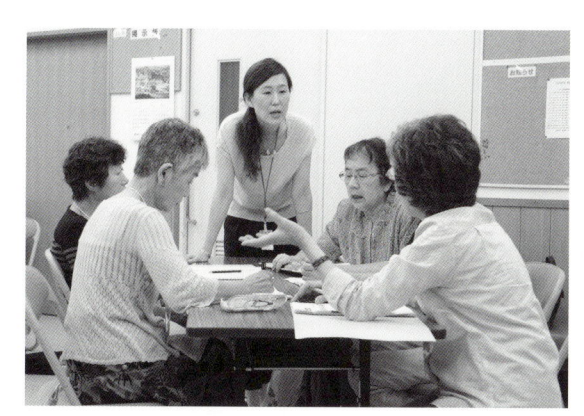

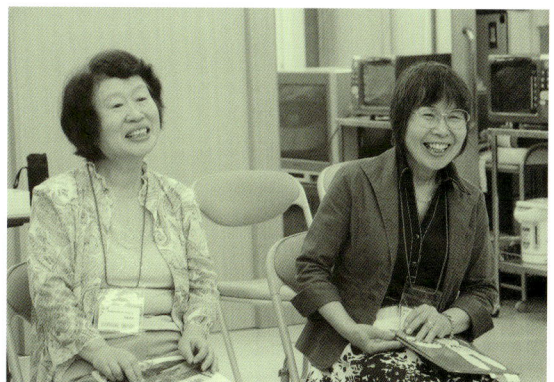

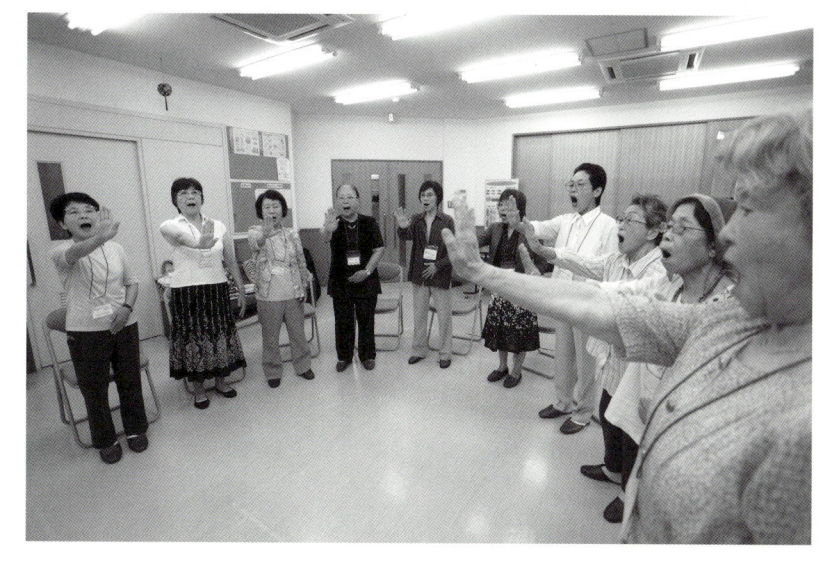

第3章

習慣化のための
ウォーキングプログラム
の実際と評価

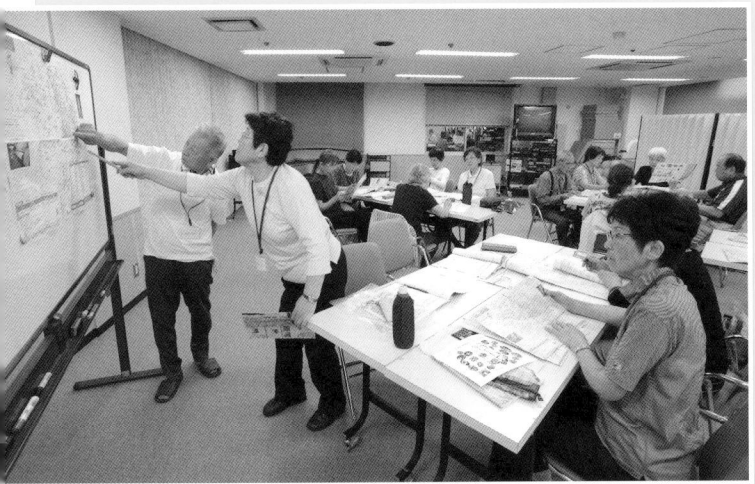

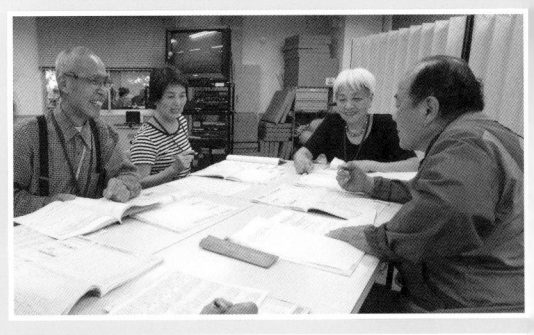

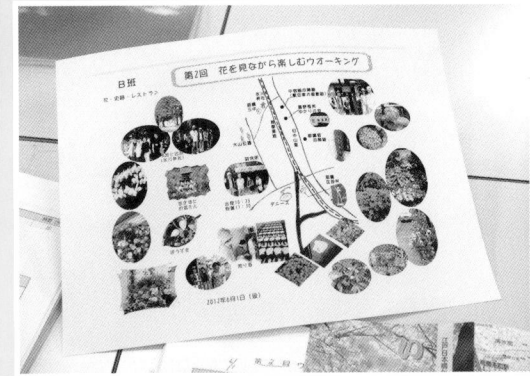

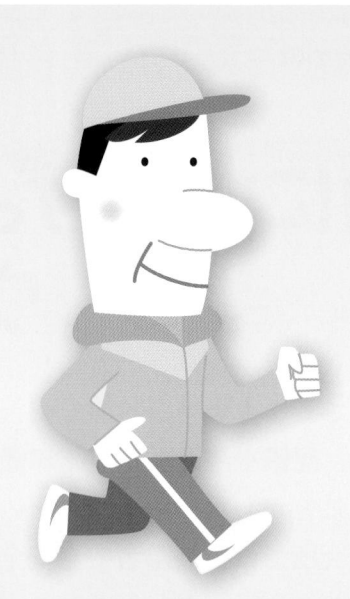

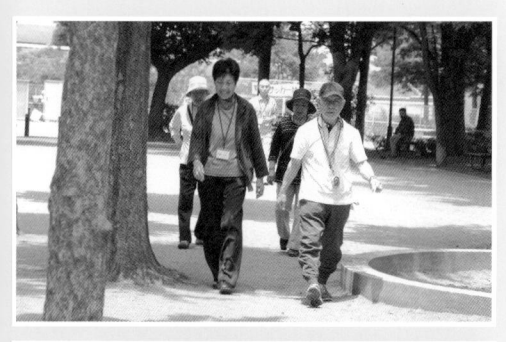

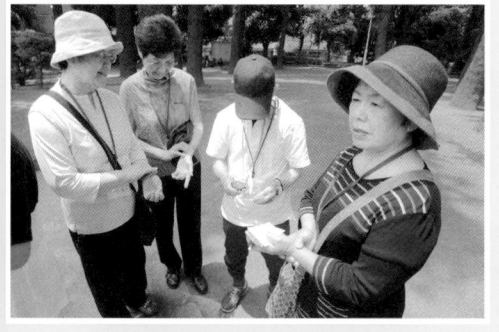

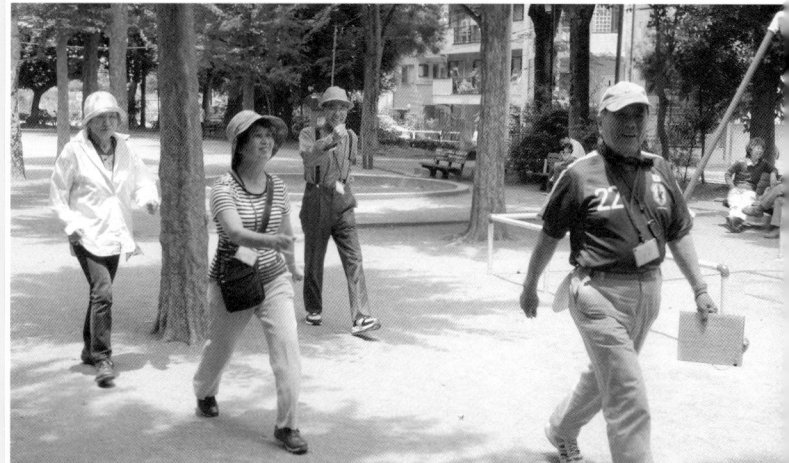

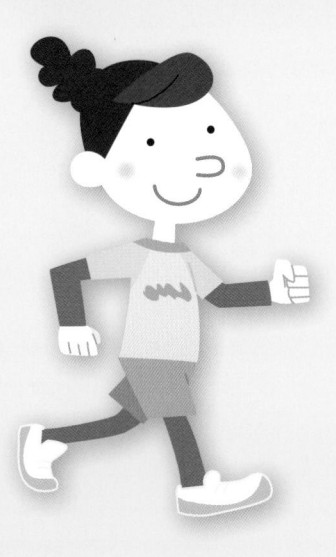

習慣化のための**ウォーキングプログラム**の実際と評価

自主活動につなげよう！
無理なく、楽しくウォーキング

　近年、運動はからだのさまざまな健康状態を改善し、生活習慣病を予防するだけでなく、記憶や注意などの認知機能の維持や改善に役立つ可能性があることがわかってきました。そこで東京都健康長寿医療センター研究所では、高齢者でも安全で気軽に取り組むことのできる運動であるウォーキングを取り上げ、プログラムを開発しました。

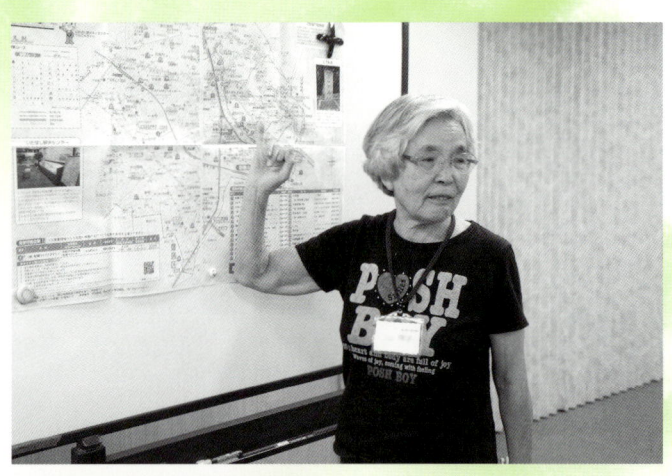

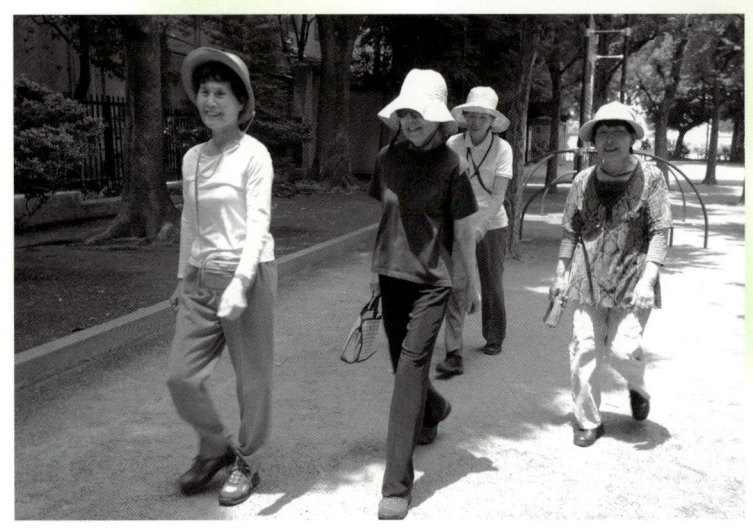

プログラムの目標

1 グループ活動で無理なく習慣化

　このプログラムは、ウォーキングに興味があり、認知機能の低下を抑えたい、認知症を予防したいと考える人が取り組めるようにつくられたプログラムです。1日7,000～8,000歩、1日合計30分の早歩きを週3日以上行うことを最終目標にかかげ、無理なくその目標を達成し、ウォーキングを習慣化する方法を学んでいきます。

　プログラムは1回90分、期間は3か月、全12回です。参加者は週に1回会場に集まり、グループ活動を行いながら無理なくウォーキングを習慣化する方法を学びます。ウォーキングは家での課題として日常生活のなかで取り組みます。

2 プログラム終了後、自主活動を続けよう！

　このプログラムでは、ウォーキングの記録やウォーキング日記をつけます。そして、その1週間の記録を次の週に報告します。また、ウォーキングの習慣化のために目標を立て、それを着実に達成するためにどのような方法をとるかを考えます。プログラムの時間は報告したり話し合ったりすることが主で、ウォーキングは日常生活のなかで行います。歩く生活が定着していくにつれ、体力や歩行能力が高まっていくので、定期的に計測を行い、ウォーキングの効果を知る目安にします。そのほかに、歩く楽しみや他の参加者との交流もかねて、第5回、第8回、第11回にウォーキングイベントを実施します。

　参加者は、12回のプログラムが終わった後も、グループのメンバー同士で自主活動を続けていきます。そのため、プログラムでは、自主活動を行うために必要な要件やその要件をクリアするにはどうしたらよいかについて、グループで話し合いながら準備していく時間が設けてあります。

プログラムの流れ

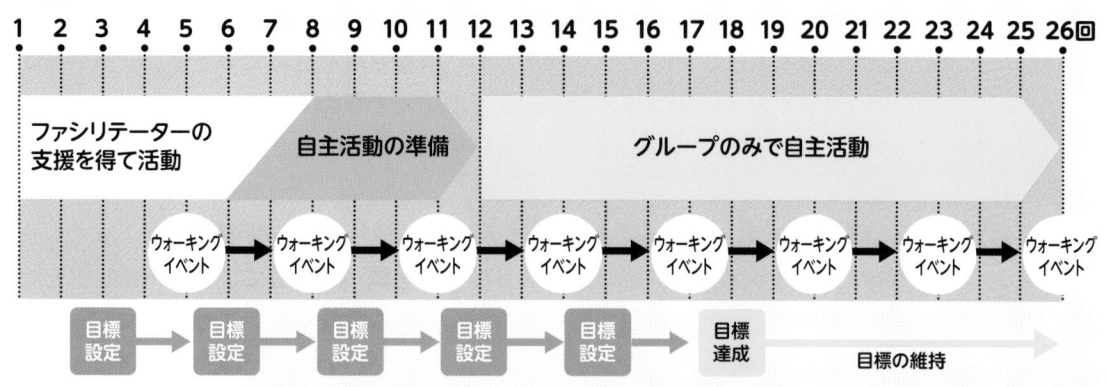

ウォーキングプログラムの特徴

健康状態の改善や生活習慣病の予防、認知機能の維持改善には、長期にわたってライフスタイルを変化させることが望まれます。このウォーキングプログラムでも、参加メンバーが個人やグループでウォーキングを長く続けることが重要だと考えています。

そこで、長期のウォーキング習慣の確立を支援するために、このプログラムでは、行動変容理論とグループの力を生かすことに着目しています。ここでは、その習慣化をうまく進めるポイントとして、プログラムで用いられる行動変容の技法、参加者への動機づけ、グループづくりの面から紹介します。

1 参加者の現在の状況を理解する──変化のステージモデル

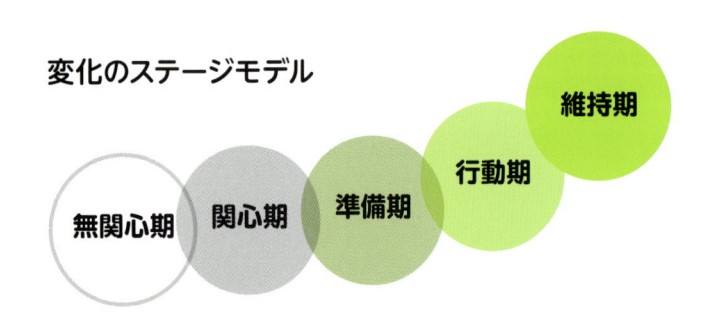

変化のステージモデル

無関心期　関心期　準備期　行動期　維持期

Prochaskaらは、人が健康行動(このプログラムの場合はウォーキング)を獲得していくとき、どのように意識や行動が変化していくかを「変化のステージモデル(トランスセオレティカルモデル)」で説明しました。変化のステージモデルには、図に示すように、無関心期、関心期、準備期、行動期、維持期の5つのステージ(段階)があります。これらは、直線的に進むというよりは、行きつ戻りつしながら次の段階へ進んでいくといわれています。このウォーキングの習慣化プログラムは、変化のステージモデルでいうところの、行動期と維持期にあたるステージの方々を対象にしています。

無関心期とは、その健康行動にまったく興味をもっていない時期です。定義では半年以内に行動を変える気がない時期とされています。まったく興味がないため、テレビや新聞などでウォーキングのことが話題になっても目や耳に入ってこない状態だといえます。

関心期とは、半年以内に行動を変える時期であると定義されています。この段階にある人は、テレビや新聞などから情報を取り込んでいます。ウォーキングの効果やウォーキングに取り組まなかったときのリスクについてなど、さまざまな情報を得て吟味しており、自分も始めなくてはと意識を高め始めている時期です。

準備期とは、1か月以内に行動を変える気持ちがある時期にあたります。実際にウォーキング講習会の内容や日程などを調べたりして、ウォーキングを始めるために具体的な行動を起こそうとしている段階です。この段階にしっかりとプログラムについて理解できているか、「これならできそうだ」というセルフ・エフィカシーを高められているかが次の段階への移行に影響を及ぼします。

行動期とは、先に述べたとおり、このプログラムが対象とする方々の段階の1つにあたります。行動期は実際にプログラムに参加して、ウォーキングを始めている段階です。定義では、行動を変えて6か月以内の時期とされています。行動期はさらに試行期と確立期に分けられます。

　試行期とは行動を始めて1～2か月くらいの時期を指します。この時期は行動を変えるという決意を表明し、真剣に取り組み始める時期です。自身の成功体験や周りの参加者からポジティブな評価やサポートを受けることで、行動変容が確実なものになっていきます。

　確立期とは、プログラムを開始して2～4か月くらいの時期にあたります。この時期はプログラムのやり方をひととおり理解した参加者が、自分たちで取り組む時期にあたります。

　最後のステージである維持期とは、行動を変えて半年以上の時期をいいます。この時期はウォーキングを習慣化している時期になります。このプログラムでは、メンバー同士が自主活動を行っている時期にあたります。

　行動変容の各ステージの特徴をふまえて参加者が現在どのステージにいるのかを理解しながらプログラムを進めていけば運営に役立つでしょう。また、何か問題があったときは、前の段階にさかのぼると解決の糸口がみつかるかもしれません。

2　習慣化するためのテクニック
──セルフモニタリング法、スモールステップ法

　このプログラムでウォーキングの習慣化のために参加者がまず行うことは、歩数計をつけて生活することです。ただ漫然と歩くのではなく、歩数計をもって歩き、活動を数値化することで、歩くことを意識することができます。

さまざまな歩数計

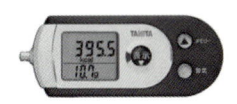

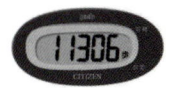

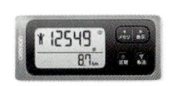

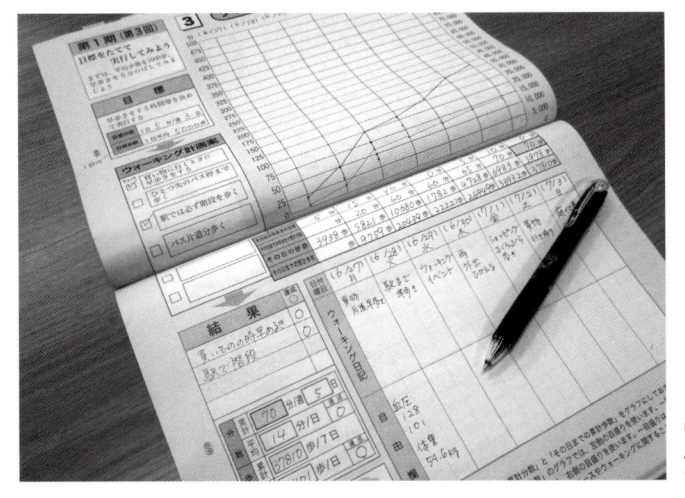

　次に行うことは歩数の記録をつけることです。これはセルフモニタリングと呼ばれる技法です。歩数をつけるだけでなく、どんなときに歩いたか、歩いてみてどうだったかなどをあわせて記録すると、歩くことを習慣づけるためにはどうすればいいか、自分の歩くという行動についての考えが深まっていきます。本プログラムでは、ウォーキングカレンダーという記録用紙に歩数や歩数のグラフ、ウォーキング日記をつけていきます。

ウォーキングカレンダー

1日7,000〜8,000歩、1日合計30分の早歩きを週3日以上歩く、というこのプログラムでの最終目標を達成するためには、スモールステップで目標を立て、小さな階段を一段一段上って行くようにして目標の数字を上げていきます。これは、スモールステップ法と呼ばれる技法です。このプログラムでは、最初の2回はベースライン期として普段どおりに生活し、自分の1日の平均歩数を把握します。そのうえで、第3回から「少し努力すれば達成できる」くらいの目標を立てて、3週間かけて達成していきます。目標の見直しは3週間ごとに行います。

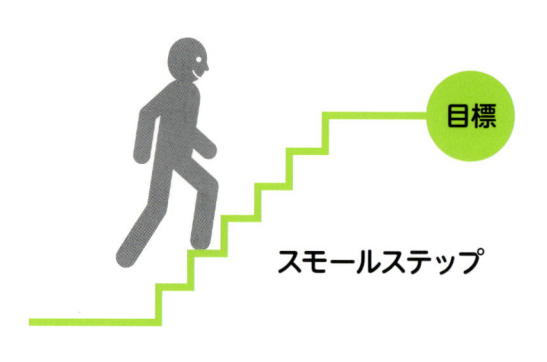

スモールステップ
目標

3　参加者のやる気を高める──セルフ・エフィカシー

　行動変容において重要な理論に、第1章で取り上げたバンデューラのセルフ・エフィカシーの概念があります。参加者に効力予期をもってもらうためには、簡単なことから始めて成功体験を積むことや、ファシリテーターや他のメンバーがモデルをみせるなどして、「これだったらできそうだ」という自己効力感（セルフ・エフィカシー）を感じ、高めていけるように支援することが必要になります。また、ファシリテーターは、プログラムを運営するにあたって、ウォーキングを行う意義について参加者によく理解してもらい、参加者の結果予期を高めることが大切です。

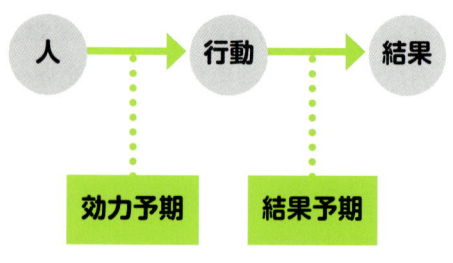

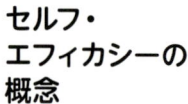

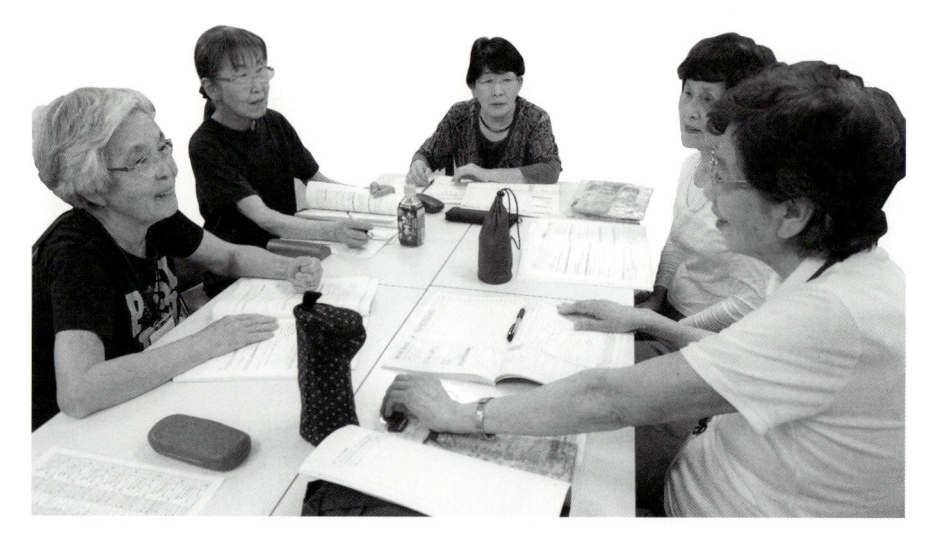

人 → 行動 → 結果
効力予期　結果予期

セルフ・エフィカシーの概念

こうすればうまくいく！ 継続へのポイント

　このプログラムでは、プログラムが終わった後メンバー同士で活動を続けていくことが目的の1つになっています。グループの支援をする際、知っておいたほうがいい理論の1つが集団的エフィカシーの概念です。集団的エフィカシーとは、メンバー同士が協力し合い、自分のもっている能力や知識、資源を出し合って調整し、課題を達成しようとするときにグループ間で共有される「このメンバーとならできる」という有能感のことです。例えばグループでウォーキングイベントの計画を立てるとか、自主活動をどのように行っていくかなどを決めていかなくてはならないときに、集団的エフィカシーがかかわってきます。

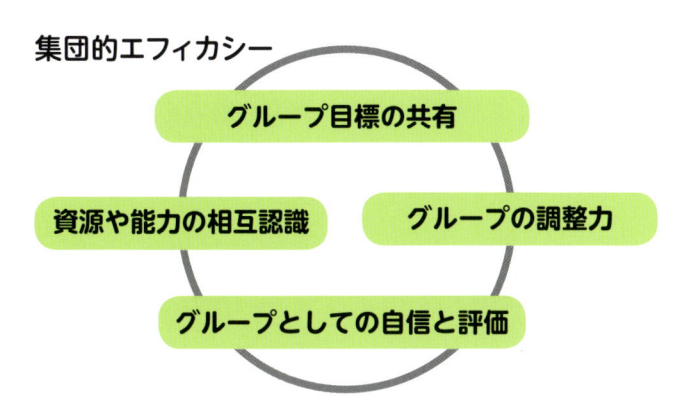

集団的エフィカシー
- グループ目標の共有
- 資源や能力の相互認識
- グループの調整力
- グループとしての自信と評価

集団的エフィカシーを高めるための4つの要素

1 メンバーがグループの目標を共有していること：例えば、メンバー同士で「このプログラムの目標は、ウォーキングを通じて認知機能の低下を予防することだ」というような目標を共有します。

2 メンバー同士が資源や能力の相互認識をしていること：ここでいう資源や能力とは、プログラムの目標を達成するための資源や能力です。例えば、「自主活動で使えそうな自宅」というのは資源といえるでしょう。「リーダーシップがある」とか、「少し脚が悪い」というようなことは能力にあたります。

3 さまざまな背景や能力をもつ人に対してグループのなかで適切に役割が割り振られ、それがうまく機能していること：いわゆる、グループの調整力といわれるものです。プログラムのなかでいえば、話をまとめたり引き出したりするのがうまい人が話し合いの時間に司会役をする、というようなことがその例にあたるでしょう。

4 グループとしての自信と評価：例えば、「グループで自主活動を3年続けられた」というように、グループで行動すれば、個人の能力を超えて全体の力が発揮できるとメンバーそれぞれが感じている状態をいいます。そして、今後も続けていけると評価しているのが望ましいでしょう。

　表の4つの要素が、「このグループであればやっていける」という気持ちをメンバー一人ひとりがもってグループ活動を続けていくポイントになります。グループを支援する際には、この集団的エフィカシーの4つの側面を意識してかかわっていくことが、容易には壊れない人間関係をつくることになります。

プログラムの準備

1　参加者の募集

❶ 健常高齢者、ハイリスク高齢者が対象者

　このプログラムは、健常高齢者とハイリスク高齢者を対象としています。なぜなら、ハイリスク高齢者ばかりを集めてプログラムを実施しようとすると、参加者が互いを支援しながら活動することが難しくなると考えられるからです。プログラム終了後も自主活動を行うことを考えると、健常高齢者とハイリスク高齢者を交えてのグループを編成し、健常高齢者がハイリスク高齢者を支援しながら活動を続けていくことが現実的だと考えられます。

❷ 地域に呼びかけ、説明会を実施

　健常高齢者だけでなくハイリスク高齢者も集めるためには、プログラムを実施する対象地域に対して広く呼びかけることが必要です。自治体の広報、チラシやポスターなどを用いてプログラムの参加者を募集します。

　プログラムを開始する前に1度、募集に応じた高齢者を集めて説明会を開きましょう。説明会では、ウォーキングの習慣化が認知機能の維持・改善にどのように効果があるのかについて説明してプログラム参加への動機づけを行うとともに、ウォーキングプログラムの実際の内容、日程、時間、会場についても説明します。

　あわせて、ウォーキングプログラムに参加することが可能かどうか、表に示す高齢者の運動開始に関するチェックを行います。

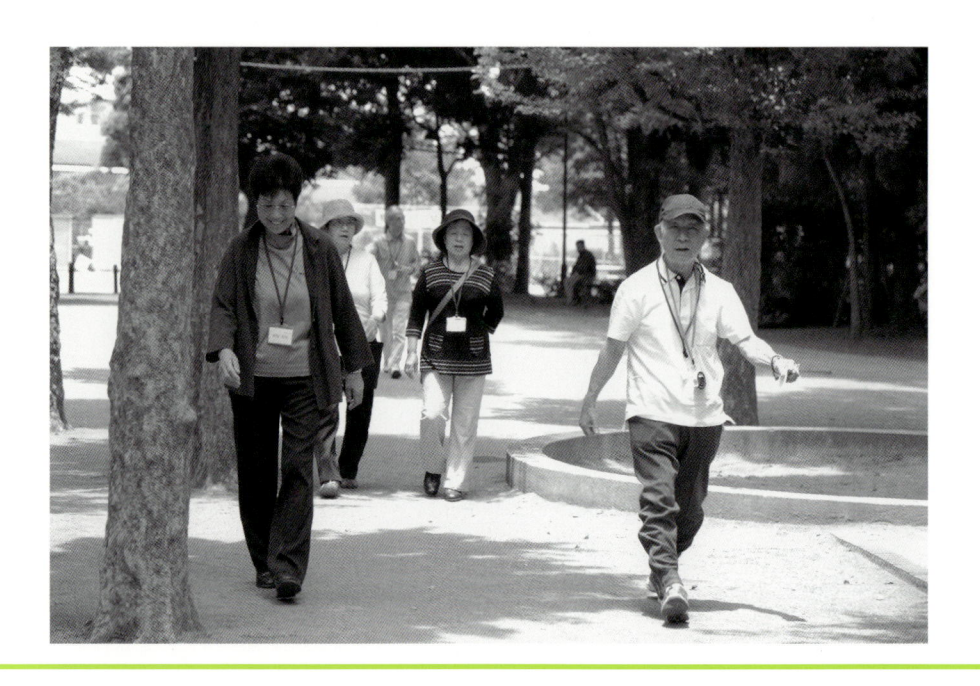

以下の条件にあてはまる人は、ウォーキングを始める前に医師に相談しておきましょう。
- 70歳以上で、普段からあまり運動をしていない人
- 次のチェックリストに、1つでもあてはまる人

チェックリスト

☐ これまでに、医師から心臓に問題があり、運動するときは医師の指示に従って運動するようにいわれたことがある。
☐ 運動したときに胸の痛みを感じる。
☐ この1か月の間に、運動してないときに胸の痛みを感じたことがある。
☐ めまいがして倒れそうになったことや、意識がなくなったことがある。
☐ 運動するようになると、悪化しそうな骨や関節の問題がある。
☐ 現在、医師から心臓や高血圧の薬（飲み薬）などをもらっている。
☐ 上記のほかに、運動できない理由がある。

運動を安全に行うために、これらの点についてははっきりと情報を伝え、本人の自己責任においてウォーキングを行うことを確認します。高齢者の多くは、筋骨系の疾患や心臓血管系の疾患、高血圧などの持病をもっている場合があります。チェックリストに該当した場合は、かかりつけの医師に相談するなどの対処が必要です。

2 グループ編成のポイント

このプログラムは、1グループ6名程度の小グループを、1教室3～4グループ程度つくって進めることを想定しています。1教室20名程度であれば、2名のファシリテーターで十分に支援できるでしょう。

グループのメンバーを編成をするときは、住まいが近い参加者同士を同じグループにすると、自主活動をする際に集まって活動しやすくてよいでしょう。また、年齢や歩行速度、職業・生活背景などがさまざまな参加者でグループを編成したほうが、助けたり助けられたりする支援関係を築きやすくなります。

男性参加者が少ない場合のグループ編成には工夫が必要です。グループに男性メンバーが1人だけしかいないと、ほかの多数の女性メンバーに圧倒されてしまうことがあるので、男性は1グループに2名以上配置できるようにするとよいでしょう。

3　ファシリテーターの配置

プログラムの運営はファシリテーターが担当します。1教室（3～4グループ）に2名程度のファシリテーターを配置するとよいでしょう。メインのファシリテーターがテキストにそってプログラムの進め方について情報提供をし、サブのファシリテーターはグループやメンバーの様子を観察し、必要があればサポートします。

4　会場の準備

会場は、人数に合った広さの部屋を準備しましょう。プログラムのなかでストレッチを行う時間があるので、全員がからだを動かせる余裕のある広さがいいでしょう。

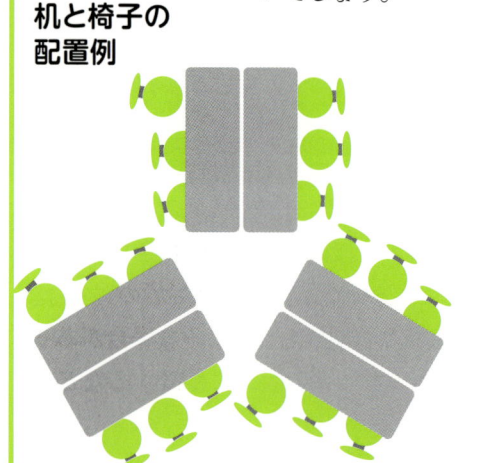

机と椅子の配置例

準備する調度は長机と椅子です。図のように、長机を組み合わせてグループごとに島をつくります。このとき、座席の間隔をできるだけ近づけて配置すると、メンバー同士のコミュニケーションが活発になり、グループ内の集団的エフィカシーが高まりやすくなるでしょう。また、グループ間の距離も可能なかぎり近づけて配置すると、グループ同士の交流が自然に起こり、グループを越えた自主活動に発展しやすくなります。

会場の立地にも確認が必要です。プログラムではほぼ毎回、早歩きを体験し、決まった距離を歩く計測の時間があります。会場の近くに、早歩きの計測をするための安全に歩ける緑道や公園があるかどうか確認しておきましょう。

5　準備しておく物品

運営者側で準備するものは、❶テキスト、❷会場周辺の地図、ウォーキングマップ、❸ストップウォッチです。

❶のテキストは、参加者もファシリテーターも同じものを使います。❷の会場周辺の地図は、第3回以降に始まるウォーキングイベントの計画の話し合いの際に、ルートを考えるために使います。自治体の健康づくり課などで出しているウォーキングマップや、観光課や教育委員会の観光・文化財マップ、市町村の防災用マップなどを活用するとよいでしょう。地図は参加人数分用意しましょう。❸のストップウォッチは、第2回以降に行う早歩きの計測の際に使います。参加者が腕時計などを忘れたときに貸与できるよう準備しておきます。

ファシリテーターの役割

このプログラムでファシリテーターに求められることは、一方的に指導するのではなく、参加者に必要な情報を提供し、参加者が自ら決定した目標を尊重してそれが達成できるように促進することであるといえます。ファシリテーターの役割には大きく2つあります。1つは、ウォーキングの習慣化を促進する、もう1つは、グループづくりを促進する役割です。

1 ウォーキングの習慣化を促進する

人はどのようなプロセスで新たな行動を獲得するのでしょうか。行動変容を起こすために必要な意識や行動がわかれば、それをメンバーに促すために、ファシリテーターがどのような情報を提供すればよいのかが明らかになります。

図に、行動変容の4つのステップとファシリテーターの役割を紹介します。

行動変容の4つのステップとファシリテーターの役割

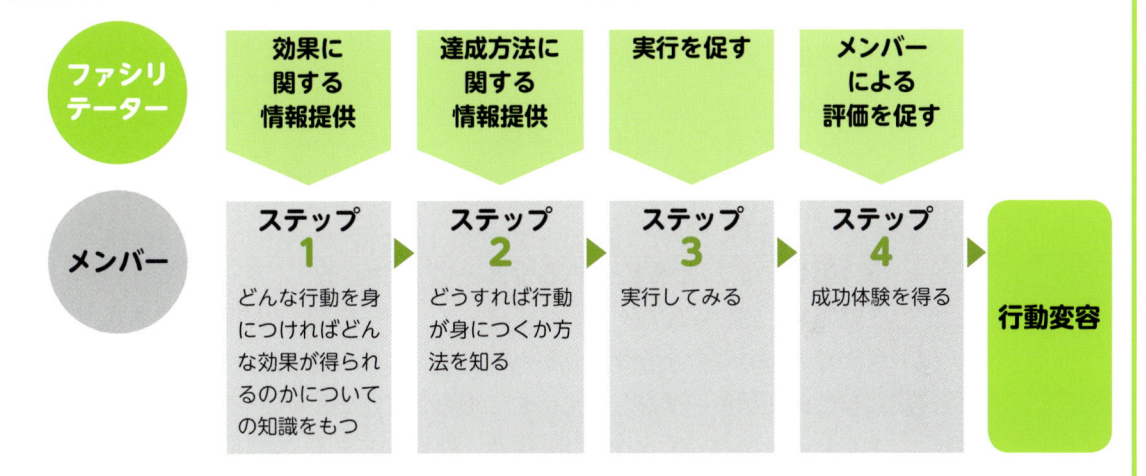

ファシリテーター	効果に関する情報提供	達成方法に関する情報提供	実行を促す	メンバーによる評価を促す
メンバー	ステップ1 どんな行動を身につければどんな効果が得られるのかについての知識をもつ	ステップ2 どうすれば行動が身につくか方法を知る	ステップ3 実行してみる	ステップ4 成功体験を得る

→ 行動変容

ステップ1：どんな行動を身につければどんな効果が得られるのかについての知識をもつ

例えば、「ウォーキングを習慣化することによって認知機能の維持改善が期待できる」といったような知識など、人が新しい行動を獲得するときはまず、その行動が身につくことによってどんな効果が得られるのかを知る必要があります。

このような情報は、プログラム参加の説明会や第1回に提供されることが望ましいでしょう。

ステップ2：どうすれば行動が身につくか方法を知る

認知機能の維持改善に効果的な行動について理解したら、次はその行動を身につける方法を学びます。例えば、「ウォーキングを習慣化するにはまず、歩数計をもって毎日歩数を記録するのがよい」といったことです。

この段階では、メンバーが「これなら私でもできる」という自己効力感（セルフ・エフィカシー）を高めて、新たな行動を始めることができるように情報提供を行うことが大切です。

ステップ3：実行してみる

次の段階は、実際に行動してみる段階です。

この段階でファシリテーターは、メンバーが自ら立てた目標に向けて課題が実行できるように行動を促します。

ステップ4：成功体験を得る

最後の段階でメンバーは、課題を実行して自分なりの目標を達成し、成功体験を得ていきます。他のメンバーからねぎらいの言葉や賞賛の言葉がかけられると、「次の目標も達成できるようがんばろう」とより意欲が高まり、行動の継続性が高まりやすくなります。

そのような状況をつくるためにファシリテーターは、メンバー同士が課題の達成状況を報告し合う場面を設けて自由に話し合ってもらい、メンバーによる評価を促します。

2 グループづくりを促進する

ここでいう「グループづくり」には、2つの目的が含まれています。

❶「楽しい！」と感じられるグループをつくる

楽しいと感じられるグループとは、メンバーの間に信頼関係があり、リラックスして何でも話せる雰囲気があり、互いに助けたり助けられたりしながら活動しているグループだといえます。そのようなグループをつくるためには、何よりもメンバーが互いの能力や適性、性格などを十分に知り合えることが重要で、コミュニケーションを活発にとれることが大切です。

したがって、記録の報告の時間や話し合いの時間、何気ない雑談の時間もグループづくりの機会ととらえて、メンバーが自由に話し合えるよう、ファシリテーターは会話の輪から外れて見守るとよいでしょう。メンバー同士のコミュニケーションが深まり、共同作業の機会が増えるほど、グループ内における各メンバーの役割が自然と生まれ、メンバー間に信頼関係や支持的な雰囲気が生まれやすくなります。

❷ 自主的・自立的に活動を続けるグループをつくる

メンバーが自立的で主体的な活動を続けることができるグループをつくるために、ファシリテーターは、以下のような条件を整えておく必要があります。

・メンバーが習慣化の意義を理解し、目的を共有

　まず必要なことは、グループのメンバーがウォーキングの習慣化の意義を理解し、活動を自主的に継続させていくという目的を共有していることです。

　ファシリテーターはプログラムの当初から、その意義が伝わるような情報提供を心がけておくとよいでしょう。

・プログラムの活動場所を確保

　各グループが自主活動にスムーズに移行するためには、12回目までに自主活動のための活動場所が決まっていることが望ましいでしょう。本プログラムでは、第6回から自主活動についての情報を集めることが課題になります。

　したがってファシリテーターは、メンバーに活動場所の情報を集めてもらうことを促します。そして、最終的な場所の決定については、メンバーの意見を尊重することが重要です。

❸ メンバー間の支援関係を形成

　自主活動に移行するまでに、メンバーだけで活動を継続していける支援関係を形成しておくことも重要なことでしょう。

　そのためにファシリテーターは、プログラムの初期の段階からメンバー同士が助けたり助けられたりする関係になるよう促します。例えば、ウォーキングカレンダーの書き方をメンバー同士で教え合うといったようなことです。

　メンバーが自立して活動を継続するためにもっとも必要な条件は、ファシリテーターがメンバーを「お世話しすぎない」ことでしょう。例えば、メンバーのわからないことにファシリテーターがつきっきりで説明したりする行動は、ファシリテーターへの依存性を高め、メンバーの主体性を損ねる結果になってしまいます。

　以上のように、ファシリテーターはプログラムの初期段階から、スムーズに自主活動に移れるようにはたらきかけをしておく必要があるといえるでしょう。

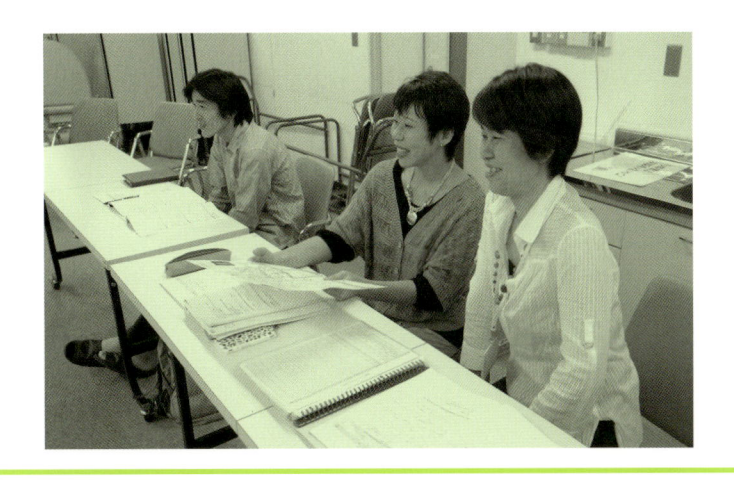

習慣化のためのウォーキングプログラムの実際と評価

第1回 準備期：プログラムの進め方を知ろう

目的
- プログラムでめざす目標を確認し、プログラムの進め方について紹介する
- 安全なウォーキングの仕方や、ウォーキングカレンダーの使い方について学ぶ

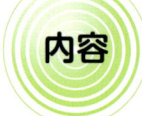

内容

第1回の進め方

番号	項目	時間(分)
1	プログラムでめざす目標を知っておこう	5
2	プログラムに参加できる人の条件を知っておこう	5
3	ウォーキングを習慣化するための方法を知っておこう	10
4	プログラムの概要を知っておこう	10
5	プログラムの予定と内容を知っておこう	10
6	自己紹介をしよう	20
7	無理のないウォーキングの仕方を知っておこう	5
8	ウォーキングカレンダーのつけ方を知っておこう	15
9	ウォームアップとストレッチの方法を知っておこう	5
10	家での課題：ウォーキングカレンダーに記録をつけよう	5

1 プログラムでめざす目標を知っておこう

　ウォーキングプログラムでは、ウォーキングの習慣のなかった人も、生活のなかで無理なく、やや速く歩く習慣を身につけて、長く継続することをめざします。次表の3点がプログラムの最終目標です。

プログラムでめざす目標

1. **生活歩数**：1日7,000～8,000歩、週5日以上
2. **早歩き**：1日30分、週3日以上
3. **グループ活動**：仲間とのウォーキングを1年以上継続する

2 プログラムに参加できる人の条件を知っておこう

　ウォーキングプログラムに参加が可能かどうか、再度チェックリストで確認を行います（69ページのチェックリストを参照）。チェックがついた場合は、かかりつけ医に相談します。

3 プログラムの概要を知っておこう

　このプログラムの概要は、次のとおりです。
❶ 6人程度の小集団で行います。
❷ 原則として毎週1回、1時間30分活動します。
❸ ファシリテーターが活動を支援します。
❹ 毎回テキストと歩数計を使います。
❺ ファシリテーターがその日の予定を説明します。
❻ 家でやってきた課題について話し合います。
❼ ファシリテーターが課題を説明します。
❽ 説明されたことを実行します。
❾ ウォーキングは家での課題として実行します。
❿ ウォーキングイベントを実施します。
⓫ メンバー同士で支え合って進めていきます。
⓬ 自立して活動する準備をします。

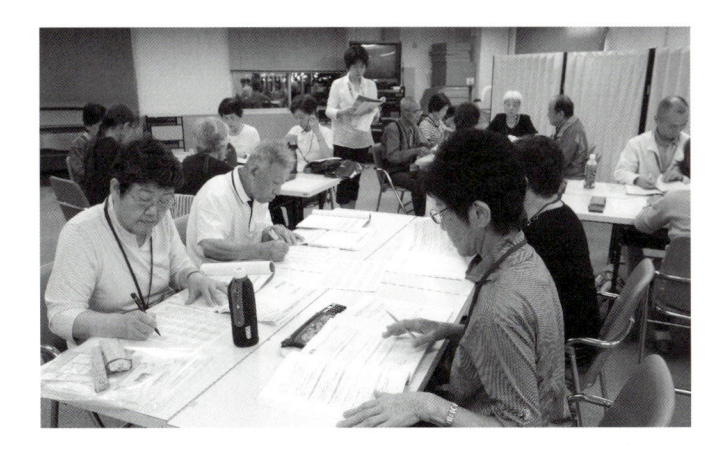

■ **支援のポイント**

　このプログラムは、メンバーが協力し合って進めていくプログラムであることや、プログラム終了後も自主活動の継続をめざすということを明確に述べておきます。参加メンバーのなかには、すでにプログラムでめざす目標を達成している人もいるかもしれません。そのような人には、まだ歩き慣れていない人を支援する側にまわるよう促します。

4　自己紹介をしよう

　これから、ウォーキングプログラムをいっしょに進めていくメンバー同士で自己紹介をしましょう。プログラムに参加した動機などを交えてもよいでしょう。また、今後の連絡のために、お互いの名前や電話番号などの情報を交換しておくとよいでしょう。

■ 支援のポイント

　ファシリテーターは、メンバーが自主的に活動していけるように支援する立場なので、最初の自己紹介でもあえて場を仕切ることはせずに、メンバーだけで自己紹介を進めるように促します。

5　ウォーキングカレンダーのつけ方を知っておこう

　ウォーキングを習慣化するには、毎日のウォーキング記録をつけてみることが有効です。これをもとに参加メンバー同士が早歩きの分数や歩数を報告し合います。

　歩数計は、朝起きてから夜寝るまで身につけます。歩数計をつけるとがんばって歩きすぎてしまい、膝が痛くなったり、かえって歩くことがいやになったりすることもあります。がんばりすぎず、普段の歩き方で記録をつけてみましょう。次のウォーキングカレンダーの記入例をみて、記録の仕方を知っておきましょう。

■ 支援のポイント

　ファシリテーターは、プログラムの第1回、第2回のウォーキングカレンダーの記録が、普段自分がどのくらい歩いているのかを知るための記録であることを伝えます。特に、初めて歩数計をつける場合には、普段以上に歩きすぎて膝を痛めたりする危険性もあるので、ファシリテーターは、メンバーに対して、がんばりすぎずに普段どおり歩くよう伝えます。

　また、ウォーキングカレンダーのつけ方については、メンバーにわかりやすく情報提供することが必要です。記録の方法がしっかりわかると、「これなら私にもできそうだ」というセルフ・エフィカシーが高まり、ひいては行動の習慣化につながっていくのです。特に、歩数の累計をグラフに示す方法や1日の平均歩数を計算して記入する方法などは、わかりやすく説明できるようにロールプレイをしておくとよいでしょう。

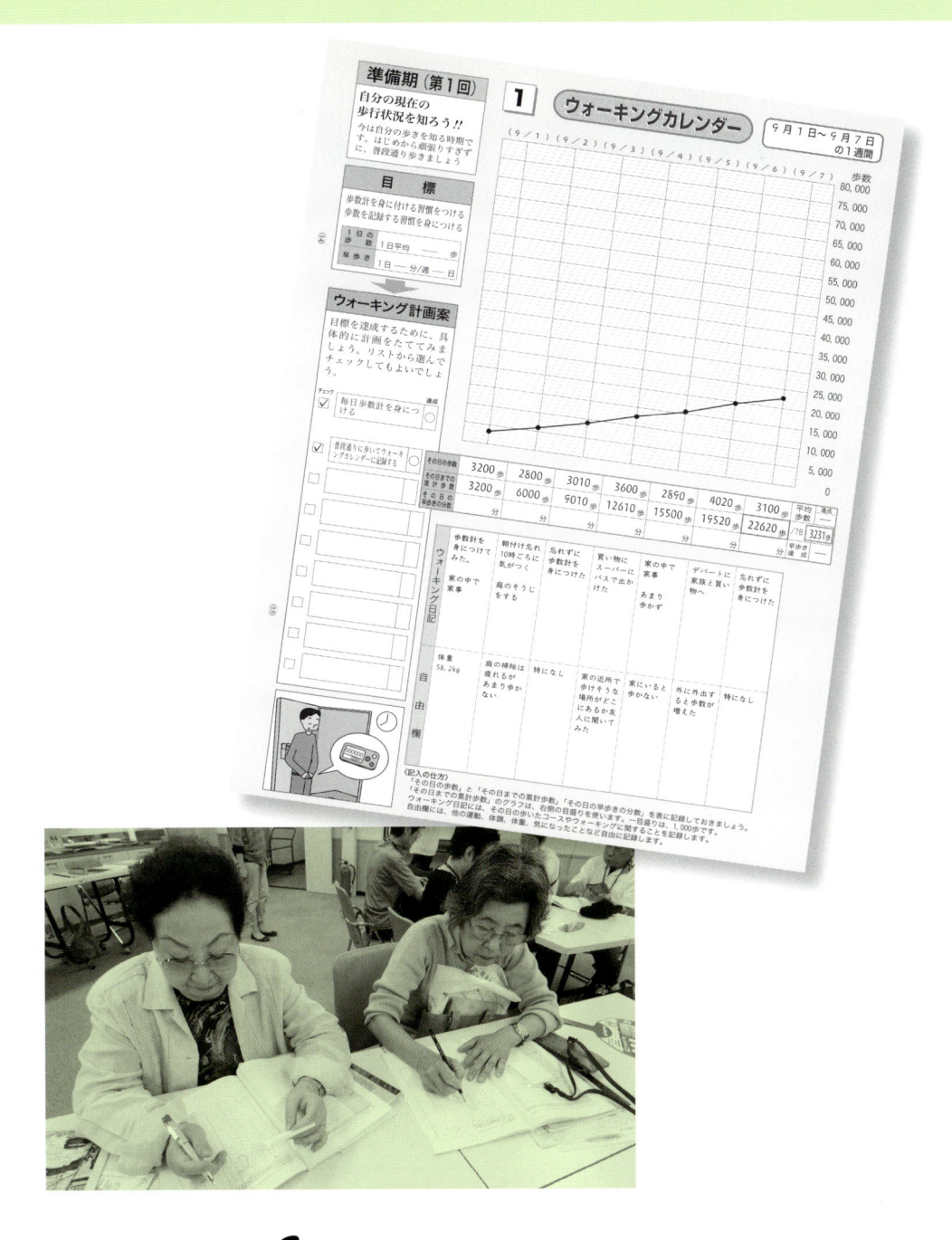

6 ウォームアップとストレッチの方法を知っておこう

　普段よりも長い距離を歩くときは、歩き始める前にウォームアップを行い、からだを運動できる状態に整えておくとよいでしょう。筋肉や腱を伸ばして柔軟性を高め、けがや故障を防ぐようにしましょう。また、冬場は少し足踏みなどをして、十分にからだを温めておきます。
　ストレッチの1つの動作はゆっくり10秒くらいかけて行います。息は止めず、伸ばそうとしている筋肉を意識して動かすと効果的です。「痛気持ちいい」くらいの感じがちょうどよい伸ばし方です。

第3章　習慣化のためのウォーキングプログラムの実際と評価

1　脚を伸ばそう

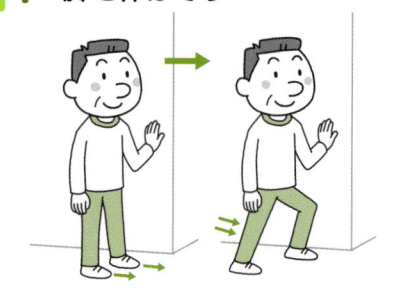

❶ ふくらはぎとアキレス腱伸ばし
壁に手をついてまっすぐに立ち、片方の足を一歩踏み出します。両方のつま先は正面に向けます。次に、後ろ足のかかとが床から離れないように、背筋をぴんと伸ばしたまま体重を前に移動させます。

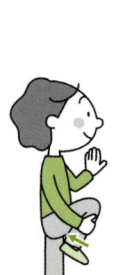

❷ ふとももの後ろ伸ばし
壁に手をついてまっすぐに立ちます。前に出した足のつま先をしっかりと上にあげます。続いて、体重を後ろの足にかけながら、背筋をぴんと伸ばしたまま、前にゆっくりとかがんでいきます。

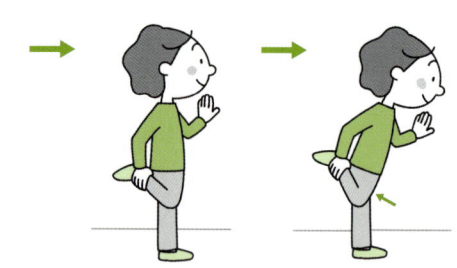

❸ ひざ抱え
太ももの後ろ側を伸ばします。片足立ちになり、もう一方の足をからだの前で片手で抱え込み、後ろ側の太ももの筋肉を伸ばします。片足立ちが不安定な場合は、空いた手で壁などにつかまって立ちます。

❹ 後ろ曲げ
そのまま同じ側の手で足首を握り、足を後ろに曲げます。太ももの前側の筋肉を伸ばします。

2　関節をほぐしておこう

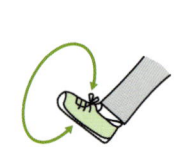

❶ 足首回し
つま先でできるだけ大きな丸い円を描くように回します。

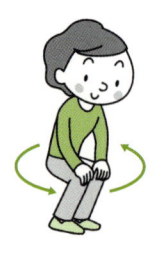

❷ ひざ回し
脚をそろえて両ひざに両手をあてます。軽くひざを曲げてひざを回します。

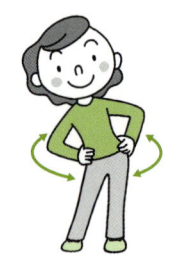

❸ 腰回し
脚を肩幅に開き、両手を腰にあて腰を回します。

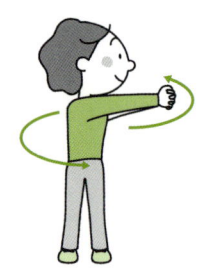

❹ 上体回し
腕を肩の高さに組んだまま前方に伸ばします。そのまま後方へ上体をぐるっと回します。
10秒止めてから元に戻します。

信号待ちの時間に、ストレッチをこまめに行うと疲労をとることができます（シグナル・ストレッチング）。また、歩き終わった後のクールダウンのためのストレッチとして行うと、翌日に疲労が残りにくくなります。

■ 支援のポイント

> ファシリテーターは、ストレッチを行う意義や、それぞれのストレッチがどの部分の筋肉や腱を伸ばしているのかを情報提供しましょう。プログラムの第1回、第2回くらいまではファシリテーターがかけ声をかけながら全体でストレッチを行いますが、第3回くらいからは、メンバー主導でストレッチができるように、メンバーの誰かにかけ声をかける役割を担ってもらうとよいでしょう。

7 家での課題：ウォーキングカレンダーに記録をつけよう

第1回の家での課題は、ウォーキングカレンダーに記録をつけることです。普段どおりの生活をして、ウォーキングカレンダーに歩行の記録をつけてみましょう。次回、第2回のプログラムで、つけた記録をメンバー同士で報告し合います。

■ 支援のポイント

> ファシリテーターはメンバーに、累計歩数のグラフの書き方や1日の平均歩数の計算の仕方がわからなくなっても、毎日の歩数が記録できていれば十分であることを伝えておくとよいでしょう。わからなかった点は、次回のプログラムでファシリテーターや他のメンバーから教えてもらえることなども伝えておきます。

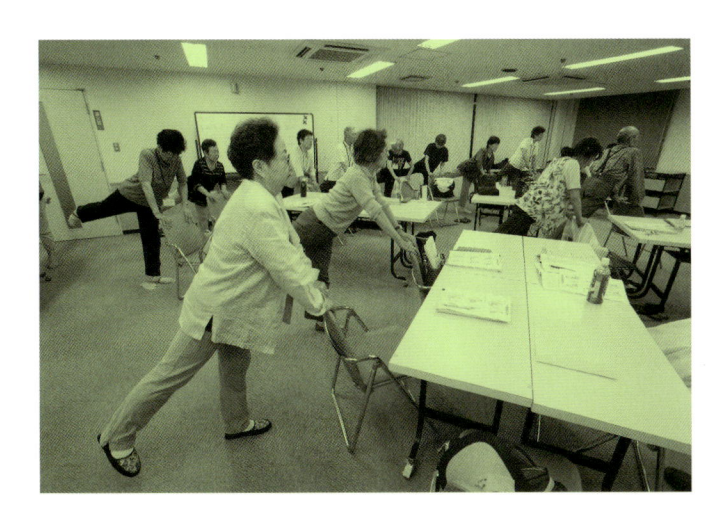

習慣化のためのウォーキングプログラムの実際と評価

第2回 準備期：早歩きについて知ろう

目的
- 歩くときの理想的なフォームや、有酸素運動の効果が期待できる歩き方について学ぶ
- 実際に外に出て決まった距離を歩き、かかった時間を計測する

内容

第2回の進め方

番号	項目	時間（分）
11	ウォーキングの記録を報告し合おう	25
12	効果的な早歩きの仕方を知っておこう	20
13	早歩きを体験してみよう	40
14	計測結果について報告し合おう	
15	家での課題：ウォーキングカレンダーに記録をつけよう	5

1 ウォーキングの記録を報告し合おう

家での課題としてやってきた1週間のウォーキングカレンダーの歩行記録を互いにみせ合って、正しく記録できたかをメンバー同士でチェックし合います。

記録したウォーキングカレンダーをもとに、1週間の歩行状況を報告し合います。報告のときには、
- 1週間で何歩歩いたか
- どんな機会に歩いたか
- どんなところを歩いたのか　などを発表します。

■ 支援のポイント

　ファシリテーターが話し合いを仕切るのではなく、メンバーが主体的に報告を進めていけるよう支援しましょう。
　進め方の一例として、まずファシリテーターは、上記の3つの項目について話し合うことを伝えます。そのうえで、「○時○分になったら声をかけますね」と時間についても伝えておきます。そうすることで、メンバーは自分たちで時間を管理しながら話を進めやすくなります。
　話が脱線しているようなら、全体に向かって、「あと5分で報告の時間が終わるので、話が終わってないグループは少し急いでください」などと促してみてください。

2 効果的な早歩きの仕方を知っておこう

　このプログラムでいう早歩きとは、中強度の運動強度の歩き方を指します。最近の研究では、中強度の運動を10分間行うことで、脳の前頭前野の血流が増し、認知機能が向上したという結果が報告されています。

　図のように、歩幅はできるだけ広くとり、足を伸ばしてよい姿勢で歩くのが理想的な歩き方です。

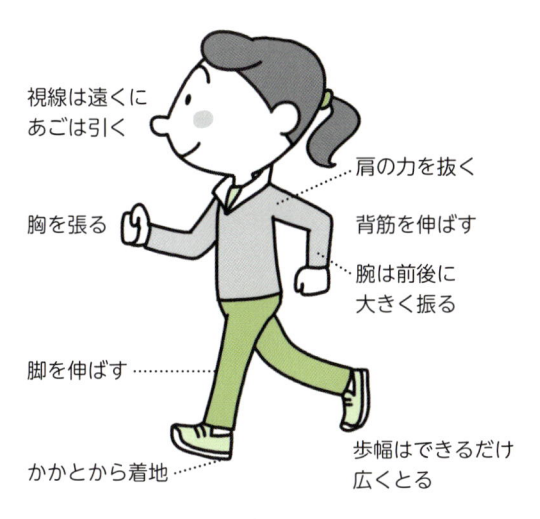

- 視線は遠くにあごは引く
- 肩の力を抜く
- 胸を張る
- 背筋を伸ばす
- 腕は前後に大きく振る
- 脚を伸ばす
- かかとから着地
- 歩幅はできるだけ広くとる

正しいフォームで歩く
厚生労働省
『健康づくりのための運動指針2006』より

歩幅を10〜20%広げて歩く
　運動強度を上げるために、歩幅を10〜20%程度広げて歩くようにします。歩幅を意識しなくても、速度を上げて歩くと自然と歩幅は広がります。

5分以上歩く
　有酸素運動の効果を期待するなら、1回に5分以上の早歩きをするとよいでしょう。

ややきついと感じられる程度に速足で歩く
　主観的に「ちょっときついな」と思える程度の歩き方が運動強度の中程度にあたります。

運動強度50%の心拍数で歩く
　中強度の歩き方になっているかどうかの目安の1つに、心拍数が運動強度50%の値まで上がっているかどうかを確かめる方法があります。運動強度50%の心拍数とは、安静時心拍数（＝運動強度0%）と最大心拍数（＝運動強度100%）のちょうど中間にあたります。
　早歩きした直後に心拍数を測り、心拍数が上がっているかどうかを確認します。

運動強度50%の心拍数の計算式と計算例
（例は年齢70歳、安静時心拍数70の人の場合）

	計算式	値（例）	自分の値
最大心拍数	220－年齢	❶ 150	❶
安静時心拍数	安静時心拍測定値	❷ 70	❷
最大心拍数－安静時心拍数	❶－❷	❸ 80	❸
（最大心拍数－安静時心拍数）×0.5	❸×0.5	❹ 40	❹
運動強度50%の心拍数	❷＋❹	❺ 110	❺

＊この値は、不整脈や心臓の病気をもっていたり降圧剤を服用している方にはあてはまらない場合があります。かかりつけの医師に相談したうえ、無理のない心拍数で歩くようにしましょう。

■ **支援のポイント**

> 効果的な早歩きのフォームについては、テキストを示すだけでなく、ファシリテーターが実際に参加者の前で歩いてモデルを示します。
> 運動強度50％の心拍数の計算の際、安静時の脈拍を測ります。静かに椅子に座った状態で、15秒間の脈拍を数えてもらいます。ファシリテーターは時間を測り、スタートとストップの号令をかけます。3回測ってみて、いちばん低い値を計算に使います。

3　早歩きを体験してみよう

　このプログラムでは、ほぼ毎回、500～600mの決まった距離を早歩きで歩き、かかった時間と主観的なきつさを計測します。初めのうちは早歩きした直後の心拍数も測っておくと50％の運動強度の目安になるでしょう。
　このような計測を毎回行うと、自分なりの早歩きのペースやきつさが体得できます。また歩きなれてくると、同じ距離でも速く歩けたり、息切れや動悸がしなくなったりするので、自分の脚力や体力の変化を知ることができます。

早歩きの場所を決める
　プログラム会場に近い、安全に歩ける公園や緑道などをみつけておきます。

距離を測る
　5～7分程度歩けるように500～800m程度の距離を確保します。距離をメジャーなどで測っておき、毎回同じ距離、同じコースで歩くようにすると変化がよくわかります。

各自で準備するもの
　現地で計測する際必要なものは、❶秒針つきの時計、またはストップウォッチ、❷テキストまたはメモ帳、❸筆記用具、です。当日は歩きやすい靴や飲み物、タオルなども用意しておきます。

普通の速さで歩いてみよう
　歩く経路を確認しながら、普段どおりの歩き方で歩いてみます。同じくらいのペースの人をみつけて、会話しながら歩いてみるのもよいでしょう。ここでは、①出発時間、②到着時間を計測します。

早歩きで歩いてみよう
　早歩きの計測のときは、歩幅を10～20％程度広げて歩いてみます。①出発時間、②到着時間、③早歩き直後の15秒間の脈拍、④早歩き直後に感じたきつさを記録します。1人で脈を測ることが難しいならば、2人1組で、交代で早歩きをして、互いの脈拍を測るとよいでしょう。

秒針のついた時計で計測した場合の記入例

❶ 出発時間	10時　4分　00秒
❷ 到着時間	10時 10分　30秒
❸ かかった時間 　（②到着時間－①出発時間）	6分　30秒

＊ストップウォッチで計測する場合は、❸のみを記入すればよい。

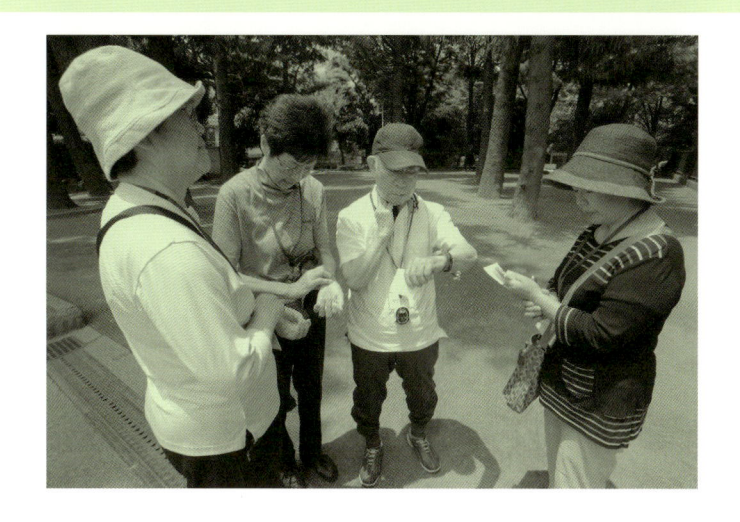

プログラム会場に戻ってきて、出発時間と到着時間から、早歩きにかかった時間を算出します。また、早歩き直後に測った15秒間の脈拍を4倍して、1分間の脈拍数に変換します。計算した数字はテキストの表に記録しておきます。

■ 支援のポイント

> 早歩きをするときは、人と競争するのではなく、先に述べた中程度の運動強度の歩き方になるように、自分なりのペースで歩くことを参加者に伝えましょう。

4　計測結果について報告し合おう

　計測結果をまとめ終わったら、自分の計測結果や計測方法などについて話し合います。具体的には、
- 早歩きにかかった時間
- 早歩き直後の脈拍数と50％運動強度の脈拍数との比較
- 早歩き直後に感じたきつさ
- 自分なりの早歩きのペースがつかめたか

について報告し合いましょう。他の参加者の感想を聞くことは自分の歩き方を振り返る材料になります。

5　家での課題：ウォーキングカレンダーに記録をつけよう

　第2回も、ウォーキングカレンダーに記録をつけることが家での課題です。普段どおりの生活をして、ウォーキングカレンダーに歩行の記録をつけます。
　運動強度50％の心拍数の計算が時間内に終わらなかった人は家で計算しておきましょう。

第3回 試行期：目標を立ててみよう／初めてのウォーキングイベント

目的
- 無理なく最終目標に到達するためにはどのように目標を立てたらよいのかを学ぶ
- 前回までの記録をもとにして第1期の目標を立てる
- ウォーキングイベントの計画の仕方を知り、どこを歩くかを話し合って決める

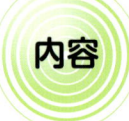

内容

第3回の進め方

番号	項目	時間（分）
16	ウォーキングの記録を報告し合おう	20
17	第1期のウォーキングの目標を立てよう	15
18	第1期のウォーキングの目標を報告し合おう	10
19	ウォーキングイベントの計画の立て方について知っておこう	10
20	早歩きを体験してみよう	30
21	家での課題：	5

❶ ウォーキングカレンダーに記録をつけよう
❷ 第1回ウォーキングイベントのコースを考えて、ウォーキングマップに書き込んでみよう
❸ ウォーキングイベントシートに下書きをしよう

1 ウォーキングの記録を報告し合おう

第2回の1（80ページ）と同じ内容で実施します。

2 第1期のウォーキングの目標を立てよう

　第3回のプログラムでは、2週間記録した歩数をもとに目標を立てます。このプログラムでは、最終的に1日合計30分、週3日以上の早歩きを習慣化することをめざします。ここでの1日合計30分というのは、1回あたり10分の早歩きを1日3回実施するというように、細切れにしてもかまいません。
　ウォーキングを習慣化するには、スモールステップで徐々に最終目標に近づ

を計画しよう

けていくようにします。「やってみたらできた」という成功体験は、自然に「次もできそうだ」という期待や自信につながり、ウォーキングを続ける原動力になります。

初心者がスモールステップでウォーキングの目標を立てるときは、
❶ 生活歩数を1,000歩増やす、早歩きの時間を5分延ばすところから始める。
❷ 1日の生活のなかで意識的に歩く時間をつくるようにすると歩数が増えやすい（例えば、銀行や買い物など外出する午前中に意識して歩く、など）。
❸ 早歩きになれないうちは1日おきに早歩きをするようにして、からだの負担を減らす。

の3つに注意しましょう。しばらく様子をみて、平均歩数が安定してきたら次の目標を設定します。大体3週間に1回の頻度で見直すとよいでしょう。

ウォーキングカレンダーに目標を記入しよう

目標を立てる際は、ウォーキングカレンダーの「目標」欄に自分で決めた目標を書き入れ、その目標を達成するためにどんなことをするのかを「ウォーキング計画案」の欄に書き込みます。記入する際は、「意識して歩くようにする」などと抽象的なことを書くよりは、「エスカレーターをやめて階段を使う」というように、具体的な行動にすると実行しやすくなります。1週間取り組んでみて、達成できたら「達成」の欄に○を書き込みます。

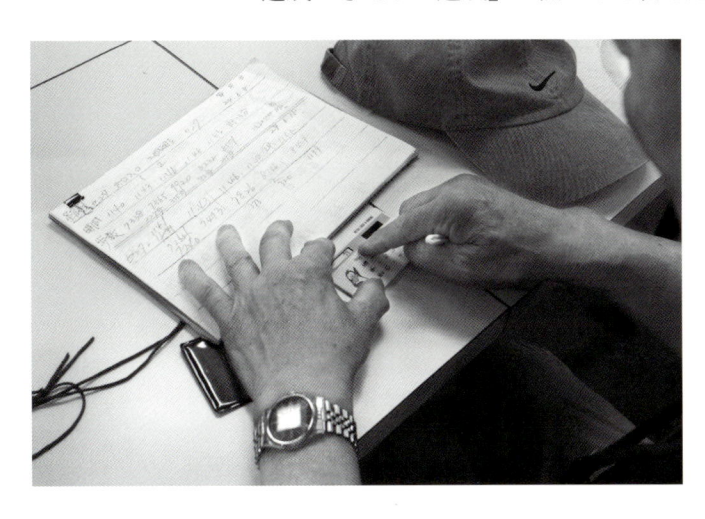

■ **支援のポイント**

> 目標を立てるときは、最初から最終目標はめざしません。最初から高い目標を立ててしまうと、達成するまで時間がかかったり、いつまでたっても達成できないという状況に陥り、なかなか成功体験が得られず、ウォーキングを続けようという意欲が低下してしまうからです。ファシリテーターはその点について理解してもらえるように情報提供します。

3 第1期のウォーキングの目標を報告し合おう

メンバー同士で、第1期の目標を報告し合います。
　ウォーキングの習慣化のコツを参考に、どのように歩いて歩数や早歩きの分数を延ばすか話し合ってみましょう。

4 ウォーキングイベントの計画の立て方について知っておこう

ここでは、第5回に実施するウォーキングイベントの計画を立てていきます。
　ウォーキングイベントでは、日常歩くウォーキングとは別に、1時間程度で歩けるコースを考え、メンバーみんなで楽しみながら歩きます。

準備するもの
　地域のウォーキングマップ、または防災地図など。

コースの考え方
　ウォーキングイベントは、スタートもゴールもプログラム会場になります。1時間程度のコースを考えます。会場近くに歩くのにふさわしい場所があるか話し合いましょう。

コースを考えるときのコツ
◎テーマを設定する
　「地域にある史跡をめぐるコース」「花いっぱいのお宅の庭を鑑賞するコース」「初心者でも歩きやすい坂の少ないコース」など。
◎トイレがあり、休憩できる場所を結ぶ
　トイレが利用できたり、休憩できる場所を結んでいくと、からだの負担が少なく歩けます。

■ 支援のポイント

　意見がまとまらないグループもあるかもしれませんが、ファシリテーターが間に入って話をまとめてしまわないよう気をつけましょう。
　ここで大切なのは、メンバーが自分たちだけで問題を解決できたという体験です。このような体験から集団的エフィカシーが高まっていくのです。

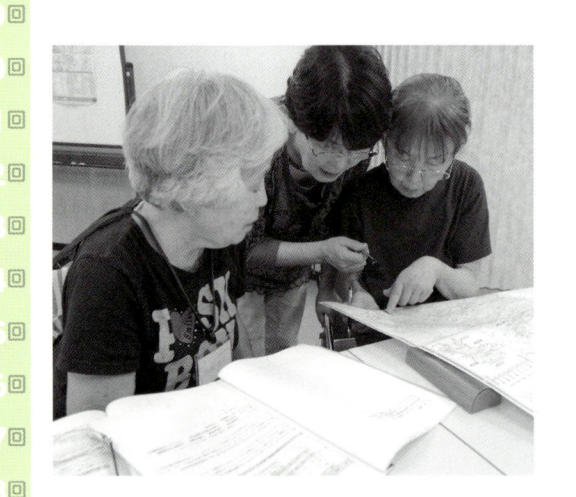

5 早歩きを体験してみよう

第2回の3（82ページ）と同じ内容で実施します。

6 家での課題：

❶ ウォーキングカレンダーに記録をつけよう。
❷ 第1回ウォーキングイベントのコースを考えて、ウォーキングマップに書き込んでみよう。
❸ ウォーキングイベントシートに下書きをしよう。

■ 第3回の支援のポイント

　プログラムを運営していると、「目標を立てたくない」など、ファシリテーターがしてほしいことと、メンバーがしたいことが合わない場面が出てきます。そのようなとき、ファシリテーターはどうすべきでしょうか？
　結局のところ、人は自分がやりたくないことはやらないものです。ファシリテーターが命令や説得、懇願して参加者に目標を立てさせたとしても、その行動は定着しないでしょう。ですから、ファシリテーターはメリットが伝わるように中立な立場で情報提供し、それでも参加者の気持ちが変わらない場合は、自己決定を尊重して、その考えを受け入れるようにしましょう。

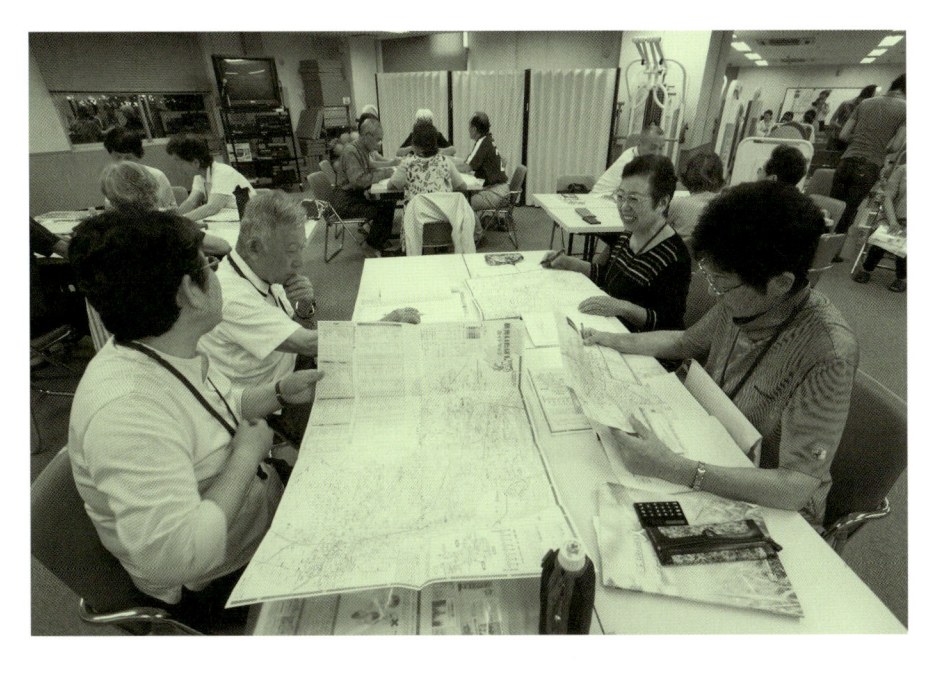

第4回 試行期：初めてのウォーキングイベントの詳細を決めよう

目的
- メンバーそれぞれが考えたウォーキングイベントのコースをもち寄り、詳細を話し合って決める

内容

第4回の進め方

番号	項目	時間（分）
22	ウォーキングの記録を報告し合おう	20
23	第1回ウォーキングイベントのコースの案を報告し合おう	20
24	第1回ウォーキングイベントのシートを完成させよう	15
25	早歩きを体験してみよう	30
26	家での課題：ウォーキングカレンダーに記録をつけよう	5

1 ウォーキングの記録を報告し合おう

第2回の1（80ページ）と同じ内容で実施します。

2 第1回ウォーキングイベントのコースの案を報告し合おう

第3回の課題として集めておいたウォーキングイベントの情報を、メンバー同士で報告し合います。

グループで考えたコースのなかから第5回に実施するイベントの計画の詳細を決めていきます。いくつかの案が出た場合は、複数のコースを組み合わせてもいいでしょう。

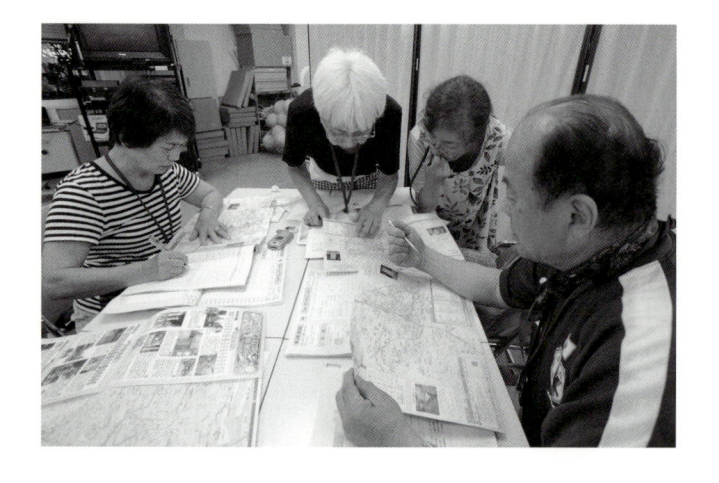

■ 支援のポイント

　グループのメンバーの歩行能力に大きな差がある場合は、歩き慣れている人と歩き慣れていない人の距離を変えるなどコースを工夫することもできるということを伝えましょう。

　たとえば、スタートからA地点までは全員で歩くようにし、A地点から二手に分かれて違うルートを歩きます。歩き慣れている人は長い距離、歩き慣れていない人は短い距離を歩き、B地点で合流して、全員一緒にゴールまで歩くというルートが考えられます。

　それぞれのグループの事情に合わせて柔軟にコースを考えるよう、ファシリテーターは情報提供しましょう。

3 第1回ウォーキングイベントのシートを完成させよう

　ここでは実施に必要な事項を確認します。①テーマ、②歩くルート、③実施する時間、④集合する場所、⑤メンバーの緊急連絡先、⑥ファシリテーターの緊急連絡先について、ウォーキングイベントシートに記入しておきましょう。また、当日のもち物についても確認し、必要なものを準備しておきましょう。

■ 支援のポイント

　各グループがウォーキングコースを決めた後、時間に余裕があれば、ファシリテーターは各グループに対し、決定したコースを簡単に発表してもらうよう促しましょう。ほかのグループの発表を聞いておくと、自分たちの計画の足りないところや誤解していたところに気づいたり、自分たちだけでは考えつかなかったアイデアがもらえたりして、参加者にとって参考になります。

4 早歩きを体験してみよう

　第2回の3（82ページ）と同じ内容で実施します。

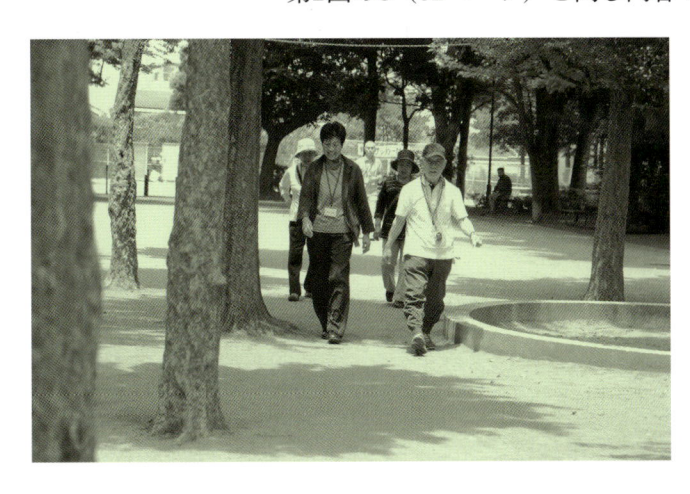

第5回 試行期：初めてのウォーキングイベントを実行しよう

目的
- グループで考えたコースを回って、ウォーキングイベントを実施する
- メンバーとの交流を楽しむ

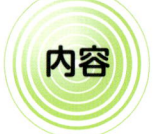

内容

第5回の進め方

番号	項目	時間（分）
27	第1回ウォーキングイベントを実行しよう	60
28	ウォーキングイベントの感想を話し合おう	10
29	ウォーキングの記録を報告し合おう	10
30	家での課題：ウォーキングカレンダーに記録をつけよう	5

1 第1回ウォーキングイベントを実行しよう

　第5回では、ウォーキングイベントを実施します。グループの話し合いで決定したコースを実際に回り、メンバーとの交流を楽しみます。

　歩いている間は、コースの歩きやすさやかかった時間、トイレや休憩ポイントの場所など、コースを歩いてみて気づいたことを後で振り返ることができるようメモに残しておきます。

■ 支援のポイント

　メンバーがイベントに出かける前までに、緊急時の連絡手段について確認しておきます。ファシリテーターは、自分の携帯電話の番号や会場の電話番号をメンバーに伝えます。可能であれば、メンバーのなかの代表者の携帯電話番号も聞いておきましょう。

　原則として、ウォーキングイベントにはファシリテーターは同行しません。会場に待機し、何かあったときにすぐに関係各所に連絡できるように準備しておきます。

2　ウォーキングイベントの感想を話し合おう

　ウォーキングイベントから帰ってきた後は、会場で一休みしながら、感想をグループのなかで話し合います。
　出てきた感想や意見は、2回目のウォーキングイベントの参考にしましょう。

■ 支援のポイント

> 　時間に余裕があれば、ファシリテーターは、グループでの話し合いの後、グループの代表者に、どんなコースを歩き、どんなことが起こったかを発表してもらうよう促しましょう。教室全体で各グループの体験を共有できるようにするとよいでしょう。

3　ウォーキングの記録を報告し合おう

　第2回の1（80ページ）と同じ内容で実施します。

■ 第5回の支援のポイント

> 　第5回まではどことなくメンバー同士がよそよそしいグループでも、ウォーキングイベントから帰ってくると、笑顔で打ちとけた雰囲気になってくることでしょう。歩きながら同じものをみたり、リラックスして語り合ったりする体験はとても大切であることが感じ取れると思います。ウォーキングイベントは、「このメンバーで歩いたら楽しかった」といったポジティブな感情の共有、「みんなで計画したイベントがうまくいった」というグループの成功体験を積むのに絶好の機会になります。

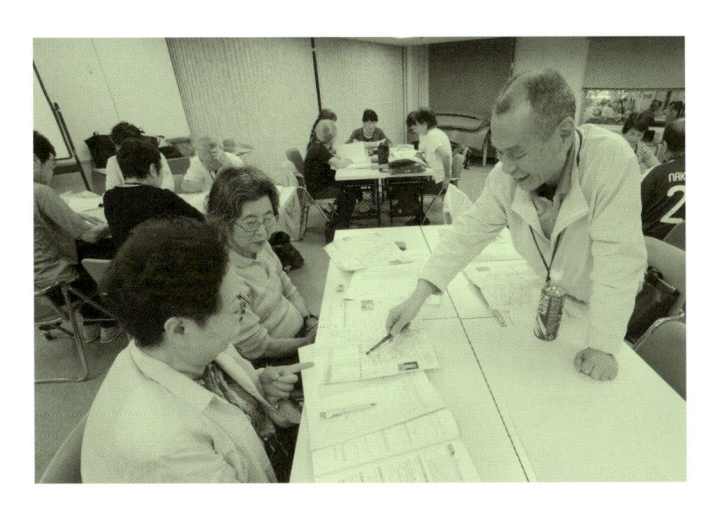

第6回 確立期：自主化に向けて準備すべきことを知っておこう

目的
- プログラム終了後の自主活動について、グループで考えておくべきことを知り、自主化後の活動について話し合う
- 第3回で立てた目標を見直して新たな目標を設定する

内容

第6回の進め方
このプログラムでは、学んだことを長く続けていくことをめざしています。第6回から自主活動のために準備すべきことを話し合う時間が設けられます。

番号	項目	時間（分）
31	ウォーキングの記録を報告し合おう	10
32	第2期のウォーキングの目標を立てよう	10
33	第2期のウォーキングの目標を報告し合おう	10
34	第2回ウォーキングイベントのテーマを決めよう	10
35	自主化に向けて準備すべきことを知っておこう	15
36	早歩きを体験してみよう	30
37	家での課題：	5

❶ ウォーキングカレンダーに記録をつけよう
❷ 第2回ウォーキングイベントのコースを考えて、ウォーキングマップに書き込んでみよう
❸ ウォーキングイベントシートに下書きをしよう
❹ 自主化に向けて必要な情報を調べておこう

1 ウォーキングの記録を報告し合おう

第2回の1（80ページ）と同じ内容で実施します。

2 第2期のウォーキングの目標を立てよう

第1期の目標達成状況をもとに、第1期に立てた目標を修正して、第2期の目標を立ててみましょう。

第1期の目標が達成できていたら、さらに1日1,000歩、早歩きを5分延ばしてみましょう。

3 第2期のウォーキングの目標を報告し合おう

第3回の3（86ページ）と同じ内容で実施します。

4 第2回ウォーキングイベントのテーマを決めよう

第3回の4（86ページ）と同じ内容で実施します。

5 自主化に向けて準備すべきことを知っておこう

❶ 定期的に集まれる場所を調べておこう

　定期的に集まってグループで話し合える場所があるかどうか調べておきます。週1回程度メンバーで集まって歩くとき、皆が集まりやすい公園や緑道を活動場所にするとよいでしょう。メンバー個人の自宅や、ファミリーレストランなどを活用することもできます。利用するのに予約が必要な場所については、予約方法も調べておきます。

❷ 自主活動グループが支援を受けられる制度を調べておこう

　自治体によっては、健康づくりの自主活動を行うグループに活動費を援助したり施設予約を優先してとれたりすることがあります。自分の地域の制度を調べて、活用できるものがないか検討します。

❸ 自主化後の活動頻度について

　グループで週1回程度集まって歩数の報告をしたり、イベントの計画の話し合いを行ったりし、近くの公園や緑道をみんなで歩きます。個人では毎日のウォーキングをする生活を続けられるようにします。
　ウォーキング初心者の人は特に、モチベーションを維持し、習慣化する前の状況に逆戻りしてしまうことを防ぐためにも、グループ活動の頻度を下げないことが大切です。

6 早歩きを体験してみよう

第2回の3（82ページ）と同じ内容で実施します。

第7回 確立期：2回目のウォーキングイベントの詳細を決めよう

目的
- ウォーキングイベントのコースをもち寄り、詳細を話し合って決める
- 自主活動のときにグループで集まる場所へ下見に行く

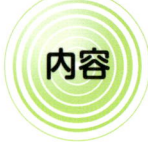

内容

第7回の進め方

番号	項目	時間（分）
38	ウォーキングの記録を報告し合おう	20
39	第2回ウォーキングイベントのコースの案を報告し合おう	10
40	第2回ウォーキングイベントのシートを完成させよう	10
41	自主化後の活動場所や活動方法について話し合おう	10
42	自主化後の活動場所で早歩きを体験してみよう	35
43	家での課題：	5
	❶ ウォーキングカレンダーに記録をつけよう	
	❷ 自主化に向けて必要な情報を調べておこう	

1 ウォーキングの記録を報告し合おう

第2回の1（80ページ）と同じ内容で実施します。

2 第2回ウォーキングイベントのコースの案を報告し合おう

第4回の2（88ページ）と同じ内容で実施します。

3 第2回ウォーキングイベントのシートを完成させよう

第4回の3（89ページ）と同じ内容で実施します。

4 自主化後の活動場所や活動方法について話し合おう

ここでは、自主化後の活動に関する以下の項目について話し合います。

❶ 第13回以降の活動方法をどうするか
・活動場所
・活動する曜日・時間
・集合時間
・メンバー間の連絡方法
・ファシリテーターやプログラム担当者との連絡係

❷ 自主活動支援の制度を利用するかどうか

❸ ほかのグループとの交流会や発表会を行うかどうか

話し合いの後、決まった項目や課題について、他のグループのメンバーに発表します。

5 自主化後の活動場所で早歩きを体験してみよう

自主化後も早歩きの計測ができるよう、コースがとれる場所があるかどうか下見をしておきます。安全に歩けるかどうか、プログラム会場近辺で計測していたときと同じ距離になるような場所を探しておきましょう。

■ 支援のポイント

> 自主化後の活動場所を下見しに行くグループは、この時間を使って候補地まで出かけ、下見の後、そのまま現地解散するとよいでしょう。
> まだ活動場所の候補が決まっていないグループは、いつものコースで早歩きの計測を行います。

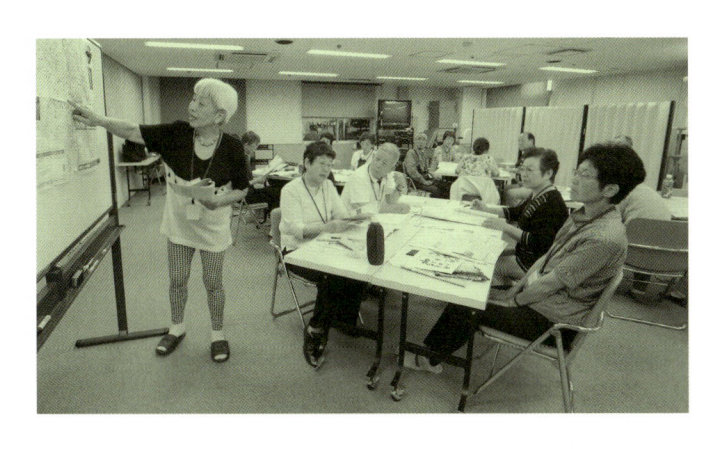

第8-11回 確立期：第3回以降に学んだことを繰り返そう

目的	・参加者が主体となってプログラムを進める

内容

第8～11回は、第3～7回で行った、目標の設定やウォーキングイベントの計画と実施、自主活動についての話し合いを繰り返していきます。

第8回から第11回までの実施内容の項目と目安の時間を表に示します。

第8回の進め方

番号	項目	時間（分）
44	第2回ウォーキングイベントを実行しよう	60
45	ウォーキングイベントの感想を話し合おう	10
46	ウォーキングの記録を報告し合おう	15
47	家での課題：	5
	❶ ウォーキングカレンダーに記録をつけよう	
	❷ 自主化に向けて必要な情報を調べておこう	

第9回の進め方

番号	項目	時間（分）
48	ウォーキングの記録を報告し合おう	10
49	第3期のウォーキングの目標を立てよう	10
50	第3期のウォーキングの目標を報告し合おう	10
51	第3回ウォーキングイベントのテーマを決めよう	10
52	自主化後の活動場所や活動方法について話し合おう	15
53	早歩きを体験してみよう	30
54	家での課題：	5
	❶ ウォーキングカレンダーに記録をつけよう	
	❷ 第3回ウォーキングイベントのコースを考えて、ウォーキングマップに書き込んでみよう	
	❸ ウォーキングイベントシートに下書きをし、情報を集めよう	
	❹ 自主化に向けて必要な情報を調べておこう	

第10回の進め方

番号	項目	時間（分）
55	ウォーキングの記録を報告し合おう	20
56	第3回ウォーキングイベントのコースの案を報告し合おう	10
57	第3回ウォーキングイベントのシートを完成させよう	10
58	自主化後の活動場所や活動方法について話し合おう	10
59	自主化後の活動場所で早歩きを体験してみよう	35
60	**家での課題：** ❶ ウォーキングカレンダーに記録をつけよう ❷ 自主化に向けて必要な情報を調べておこう	5

第11回の進め方

番号	項目	時間（分）
61	第3回ウォーキングイベントを実行しよう	60
62	ウォーキングイベントの感想を話し合おう	10
63	ウォーキングの記録を報告し合おう	15
64	**家での課題：** ❶ ウォーキングカレンダーに記録をつけよう ❷ 自主化に向けて必要な情報を調べておこう	5

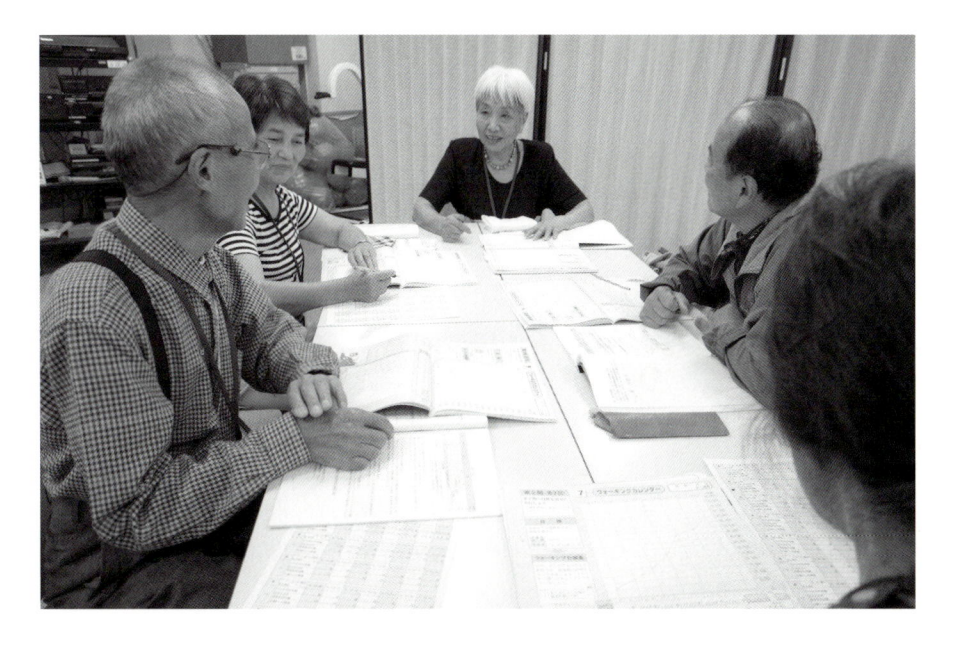

第12回 確立期：自主化後の活動場所について最終確認をしよう

目的
- 自主化後の活動について、これまで話し合ってきたことをまとめ、最終確認を行う
- 参加者全員でこれまでの活動を振り返り、感想を共有する

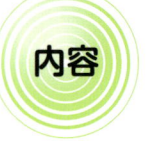

内容

第12回の進め方

番号	項目	時間（分）
65	ウォーキングの記録を報告し合おう	10
66	第4期のウォーキングの目標を立てよう	5
67	第4期のウォーキングの目標を報告し合おう	5
68	自主化後の活動場所や活動方法について確認しよう	20
69	自主化後の連絡方法などを確認しておこう	10
70	活動報告会の日程について話し合おう	10
71	第4回ウォーキングイベントのテーマを決めよう	10
72	プログラムに参加した感想を話し合おう	15
73	家での課題：	5
	❶ ウォーキングカレンダーに記録をつけよう	
	❷ 第4回ウォーキングイベントのコースを考えて、ウォーキングマップに書き込んでみよう	
	❸ ウォーキングイベントシートに下書きをしよう	

1 自主化後の連絡方法などを確認しておこう

　第12回では、自主活動のための活動場所や活動内容について、最終確認を行います。

❶ 引き続きウォーキングカレンダーをつけます。
❷ ファシリテーターとの連絡方法について確認します。自主活動期間にファシリテーターが見学する際、メンバーのだれと連絡をとるのか、連絡窓口を決めておきましょう。

＊（主催者が運営上必要な場合のみ）自主活動中は出席と活動の実施記録をつけます。実施記録をつける期間については、ファシリテーターに確認します。

2　活動報告会の日程について話し合おう

　12回のプログラムが終了して、3か月後くらいの時期に、ほかのグループとの交流会や活動報告会が実施できるとよいでしょう。その日程が決まっていたら確認します。

■ 支援のポイント

> 　第12回には、グループの代表者間で連絡先の交換をしたり、自分たちで交流会や活動報告会を行うかどうか、行うとしたらいつごろにするかなどを教室全体で話し合っておきます。長く自主活動を続けていると、マンネリ化が起こったり、メンバーの数が減って活動が難しくなることがあります。そのような問題が生じたとき、ほかのグループといっしょに活動して活動の幅を広げたり、合流したりすることで解決できるかもしれません。
> 　ファシリテーターは、このような可能性を頭に入れつつ、ほかのグループとゆるくつながっておくことをメンバーに勧めてみましょう。

3　プログラムに参加した感想を話し合おう

　プログラムに参加した感想を話し合いましょう。

■ 支援のポイント

> 　時間に余裕があれば、プログラムに参加した感想を、参加者一人ひとりに発表してもらい、感想を全体で共有できるようにするとよいでしょう。

■ 確立期における支援のポイント

> 　この時期、ファシリテーターは、ウォーキングプログラムのやり方を学んだメンバーが、自分たちの力でプログラムを進めていけるようにかかわります。
> 　何か問題が起こっても、自分たちで話し合って解決したという経験を重ねていくうちに、集団的エフィカシーが高まり、自主活動への自信がついていきます。ファシリテーターは徐々にかかわりを薄くしていき、運営面でメンバーに任せられる部分は任せていくようにします。メンバーから質問があったら答える姿勢で十分で、メンバーが解決すべき問題に向き合う前からファシリテーターが先回りして問題が起こらないように解決する必要はありません。このような行動はかえって自主活動に向けたグループづくりの妨げになります。
> 　メンバー同士の問題はメンバーが解決するというファシリテーターの態度が重要です。

習慣化のためのウォーキングプログラムの実際と評価

第13-20回 維持期：自主的にグループ活動を続けよう

目的
- 自主活動として、ウォーキングカレンダーの記録をグループで報告し合い、ウォーキングイベントを計画・実行する

内容

1 自主活動でウォーキングの習慣を定着させる

12回のプログラムが終了した後も、ウォーキングの習慣を定着させるために、週1回程度、自主的なグループ活動を続けていくとよいでしょう。

テキストには、グループ活動が継続しやすいように、第13回から第20回までの自主活動の内容が示されています（表参照）。これを参考にすれば、ファシリテーターがいなくても、メンバーだけで活動ができます。自主活動の方法が定着すれば、さらに、21回目以降も自分たちで活動を継続することができ、結果的に、ウォーキング習慣が長期に身につくことになるのです。

第13回以降は第12回までと同様に、毎回ウォーキングカレンダーの記録を報告します。また、3週に1回の頻度で自分の目標設定を見直します。同じく3週に1回の頻度でウォーキングイベントを実施します。ウォーキングイベントは時間の制限がなくなり、集合場所や目的地を自分たちで自由に決めることができます。

第13回の進め方

番号	項目
74	ウォーキングの記録を報告し合おう
75	第4回ウォーキングイベントのコースの案を報告し合おう
76	第4回ウォーキングイベントのシートを完成させよう
77	早歩きを体験してみよう
78	家での課題： ❶ ウォーキングカレンダーに記録をつけよう ❷ 第4回ウォーキングイベントのシートを完成させよう

第14回の進め方

番号	項目
79	第4回ウォーキングイベントを実行しよう
80	ウォーキングイベントの感想を話し合おう
81	ウォーキングの記録を報告し合おう
82	家での課題：ウォーキングカレンダーに記録をつけよう

第15回の進め方

番号	項目
83	ウォーキングの記録を報告し合おう
84	第5期のウォーキングの目標を立てよう
85	第5期のウォーキングの目標を報告し合おう
86	第5回ウォーキングイベントのテーマを決めよう
87	早歩きを体験してみよう
88	家での課題： ❶ ウォーキングカレンダーに記録をつけよう ❷ 第5回ウォーキングイベントのコースを考えて、ウォーキングマップに書き込んでみよう ❸ ウォーキングイベントシートに下書きをしよう

第16回の進め方

番号	項目
89	ウォーキングの記録を報告し合おう
90	第5回ウォーキングイベントのコースの案を報告し合おう
91	第5回ウォーキングイベントのシートを完成させよう
92	早歩きを体験してみよう
93	家での課題： ❶ ウォーキングカレンダーに記録をつけよう ❷ 第5回ウォーキングイベントのシートを完成させよう

第17回の進め方

番号	項目
94	第5回ウォーキングイベントを実行しよう
95	ウォーキングイベントの感想を話し合おう
96	ウォーキングの記録を報告し合おう
97	家での課題：ウォーキングカレンダーに記録をつけよう

第18回の進め方

番号	項目
98	ウォーキングの記録を報告し合おう
99	第6期のウォーキングの目標を立てよう
100	第6期のウォーキングの目標を報告し合おう
101	第6回ウォーキングイベントのテーマを決めよう
102	早歩きを体験してみよう
103	家での課題：
	❶ ウォーキングカレンダーに記録をつけよう
	❷ 第6回ウォーキングイベントのコースを考えて、ウォーキングマップに書き込んでみよう
	❸ ウォーキングイベントシートに下書きをしよう

第19回の進め方

番号	項目
104	ウォーキングの記録を報告し合おう
105	第6回ウォーキングイベントのコースの案を報告し合おう
106	第6回ウォーキングイベントのシートを完成させよう
107	早歩きを体験してみよう
108	家での課題：
	❶ ウォーキングカレンダーに記録をつけよう
	❷ 第6回ウォーキングイベントのシートを完成させよう

第20回の進め方

番号	項目
109	第6回ウォーキングイベントを実行しよう
110	ウォーキングイベントの感想を話し合おう
111	ウォーキングの記録を報告し合おう
112	プログラムに参加した感想を話し合おう
113	活動報告会の日程について話し合おう
114	家での課題：ウォーキングカレンダーに記録をつけよう

■ 自主活動における支援のポイント

　自主活動への円滑な移行のために、ファシリテーターやプログラムの主催者ができる支援がいくつかあります。必ずしも支援は必須ではありませんがより確実な習慣化を考えると、運営する側としては準備しておくべき事項といえるでしょう。

❶ 第13回の会場を用意しておく

　メンバーが第6回から話し合いを重ね、自主活動の活動場所を参加者の力で探して第12回のプログラムの日を迎えるのが理想的な進み方です。しかし、実際は会場がみつからないまま時間切れになることもあります。集まる場所が決まらないままプログラムの最終回を迎えると、その後のグループ活動の継続が困難になり、自然消滅のような状態になるおそれがあります。

　そのようなことにならないよう、ファシリテーターやプログラムの主催者は、自主活動の1回目、第13回の会場を念のため準備しておくとよいでしょう。必要であればその会場を使ってメンバー同士で自主活動の準備のための話し合いをしてもらうとよいでしょう。

❷ 自主活動開始後2〜3か月はファシリテーターがときどき様子を見に行く

　第12回から2〜3か月の間は、月に１回のペースでファシリテーターがグループ活動を見学し、相談に乗ったり励ましたりして、活動のペースを維持させるようにするとよいでしょう。1つひとつのグループを回るのが大変であれば、運営者側が会場を借りて、指定する日時にすべてのグループを集め、自主活動の様子を報告してもらう機会にするのもよいでしょう。

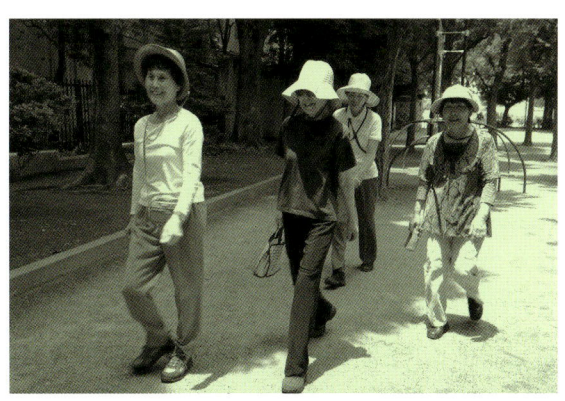

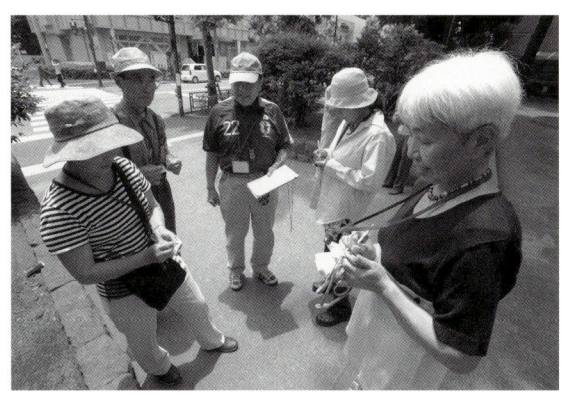

習慣化のためのウォーキングプログラムの評価

東京都健康長寿医療センター研究所では、平成22年度に厚生労働省の助成を受けた板橋区からの依頼で、習慣化したい人のためのウォーキングプログラムを開発し、その効果について板橋区と板橋区民の協力を得て検証しました。ここでは主な結果をご紹介します。

介入群と対照群を無作為に割り付け

この研究では、プログラムの効果をより厳密に検証するため、RCT（Randomized controlled trial；ランダム化比較試験）という研究方法に基づき、研究協力者を介入群（プログラムに参加する群）と対照群（プログラムに参加しない群）に無作為に割り付けました。板橋区での研究では、介入群へのプログラム実施期間中、対照群には、研究協力に対する動機づけを維持するために健康講話会を2回実施しました。介入群のプログラム期間が終わった後、対照群にプログラムを実施しました。

プログラムの効果を検証するために、本プログラムがねらいとしている認知機能低下の抑制効果についての評価を、プログラム介入前（事前評価）と介入後（事後評価）の2回測定しました。

研究対象者の属性は表に示すとおりです。事前の医師面接とベースライン調査の結果、研究対象者の平均年齢は72.38歳、男性が27.9％、平均教育年数は12.1年でした。また、MMSE（認知症の国際的なスクリーニングテスト）の平均得点は27.59点と全体的に高く、CDR（認知症の国際的な診断基準）の評価が0.5（健常と軽度認知症の間の状態）だった人は13名（9.6％）でした。

研究対象者の属性

項目	介入群（n=68）	対照群（n=68）	全体（n=136）
年齢	72.01歳（SD=4.35）	72.74歳（SD=4.02）	72.38歳（SD=4.19）
性別	男性22名（32.4％） 女性46名（67.6％）	男性16名（23.5％） 女性52名（76.5％）	男性38名（27.9％） 女性98名（72.1％）
教育年数	12.13年（SD=2.41）	12.06年（SD=2.50）	12.10年（SD=2.45）
MMSE	27.62点（SD=1.57）	27.56点（SD=1.64）	27.59点（SD=1.60）
軽度認知障害（CDR=0.5）	5名（7.4％）	8名（11.8％）	13名（9.6％）

結果は以下のとおりでした。

❶ プログラム出席率は88.4％と良好

出席率は参加者がプログラムの介入をきちんと受けているのかを確かめる目安になります。本プログラムでは、介入群68名のうち63名が参加し、全12回のプログラムの出席率は88.4％と非常に良好でした。

❷ プログラム介入前後の結果評価

研究対象者136名のうち、プログラム介入前（事前評価）とプログラム介入後（事後評価）の両方のデータがそろっており、かつ介入群についてはプログラムに70％以上出席した人を分析対象としました。対象人数は125名（介入群58名、対照群67名）でした。

❶ 認知機能検査

本研究で測定した認知機能検査の課題は、表のとおりです。ファイブ・コグ検査（①〜⑥）は集団で、TMT-A、TMT-B、WAIS Ⅲの符号課題は個別で、それぞれ訓練された検査者が検査を実施しました。

認知機能検査の課題

課題	測っている機能・内容
ファイブ・コグ検査	
① 手先の運動スピード課題	運動機能
② 文字位置照合課題	注意機能
③ 手がかり再生課題	記憶・学習機能
④ 動物名想起課題	言語機能
⑤ 時計描画課題	視空間認知機能
⑥ 類似課題	思考機能
TMT-A、TMT-B	処理速度、注意機能、遂行機能
WAIS Ⅲの符号課題	遂行機能、注意機能、処理速度

それぞれの下位検査ごとに分析を行いましたが、いずれの認知機能検査においても統計学的に有意な介入効果は示されませんでした。

❷ 運動機能検査

運動機能検査の項目と計測している機能は、表のとおりです。

運動機能検査の項目

項目	測っている機能・内容
① 握力	手を握る力、全身の筋力と関係が深い
② 開眼片足立ち	静的なバランス機能
③ Timed Up & Go	敏捷性
④ 5m通常歩行	普通歩きの速度、移動能力
⑤ 5m最大歩行	早歩きの速度、移動能力
⑥ 生活歩数	朝起きてから夜寝る直前までの、入浴時以外の生活行動にともなう歩数

全対象者における生活歩数の介入効果

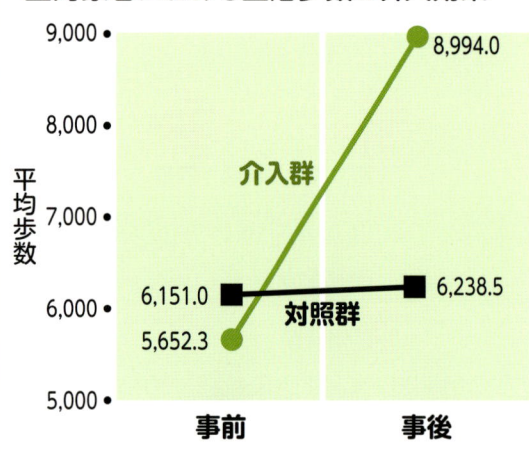

介入群：事前 5,652.3 → 事後 8,994.0
対照群：事前 6,151.0 → 事後 6,238.5
（平均歩数）

それぞれの下位検査ごとに分析を行ったところ、生活歩数において有意な介入効果がみられ、対照群よりも介入群において介入後の生活歩数が統計学的に有意に増えていました。

MMSE26点以下群におけるTMT-B(数字ひらがな追跡課題)の介入効果

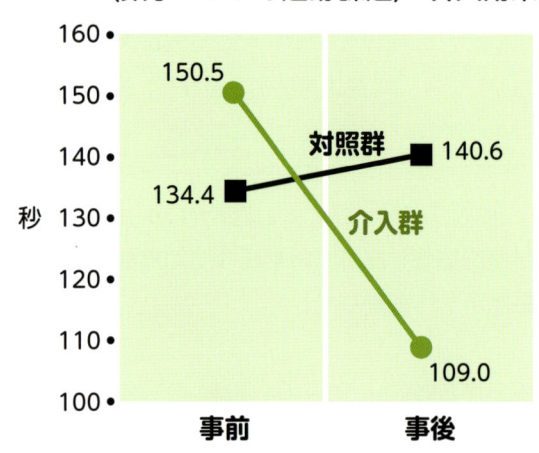

介入群：事前 150.5 → 事後 109.0
対照群：事前 134.4 → 事後 140.6
（秒）

❸ MMSE26点以下の群での分析

認知機能のレベルによって介入効果に違いが生じる可能性もあるため、MMSEが26点以下であった群（介入群16名、対照群15名、計31名）を抽出して介入効果を検証しました。

[認知機能検査における介入効果]

下位検査ごとに分析を行ったところ、注意機能や遂行機能を反映しているTMT-B課題において統計学的に有意な介入効果がみられ、対照群より介入群においてプログラム介入後の課題の成績が向上しました。

[運動機能検査における介入効果]

下位検査ごとに分析を行ったところ、生活歩数において統計学的に有意な介入効果がみられ、対照群よりも介入群において介入後の生活歩数が増加していました。

MMSE26点以下群における生活歩数の介入効果

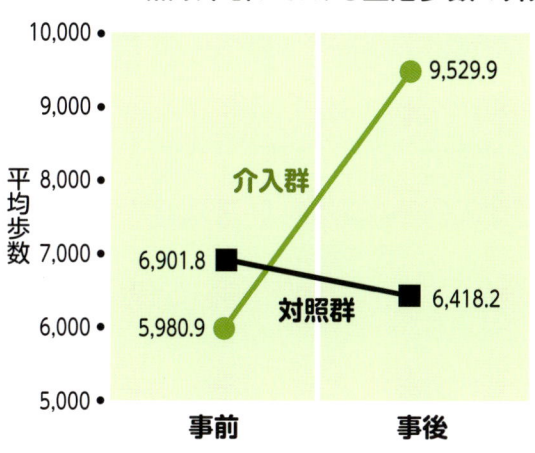

介入群：事前 5,980.9 → 事後 9,529.9
対照群：事前 6,901.8 → 事後 6,418.2
（平均歩数）

❸ まとめ──認知機能向上とウォーキング習慣化に効果的

本研究では、認知機能低下のリスクをもつ地域高齢者を対象に、習慣的なウォーキングによる認知機能の低下抑制効果をRCT法デザインで検討することを目的としました。また、ウォーキングの習慣化による副次的な介入効果として、運動機能の変化も検討しました。

全体的な結果から、3か月のウォーキングプログラムは、認知機能を有意に向上させるまでには至りませんでした。しかし、MMSEの得点が26点以下の群を抽出した下位分析の結果では、注意機能や遂行機能を反映しているTMT-B課題で有意な介入効果が示されていて、先行する他の研究と同様の結果が得られています。この結果は、本研究で実施したウォーキングプログラムが、地域高齢者のなかでも、やや認知機能の低下した、いわゆる二次予防事業対象者（旧・特定高齢者）の認知機能の向上を図るプログラムとして、より効果が期待できることを示唆しています。

本研究のもうひとつの結果として、介入群の生活歩数が有意に増加したことを考えると、本研究で実施した介入プログラムは、地域高齢者のウォーキングの習慣化を支援するプログラムとして妥当性が高く、高齢者にとって取り組みやすい内容であったと考えられます。

第4章

「ピンシャン！ 脳活教室」プログラムの実際と評価

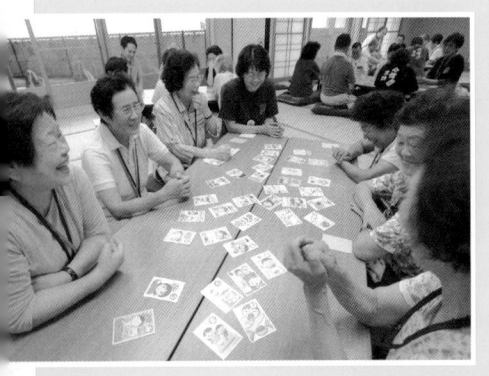

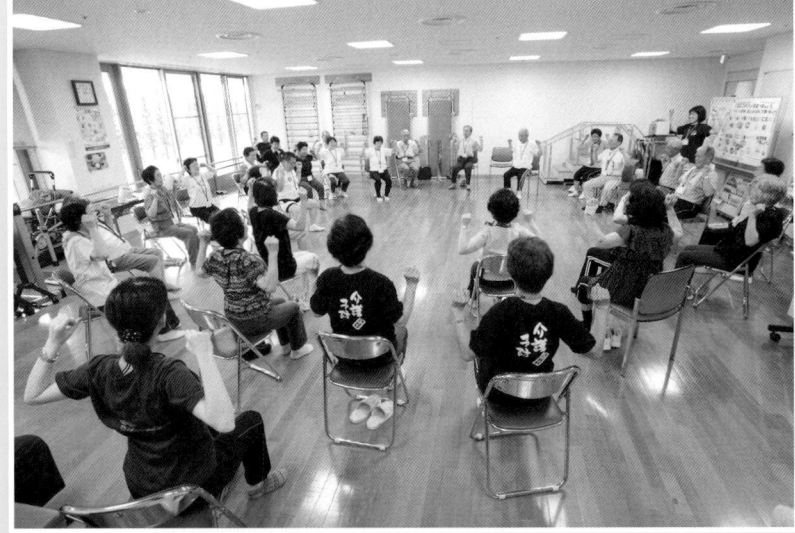

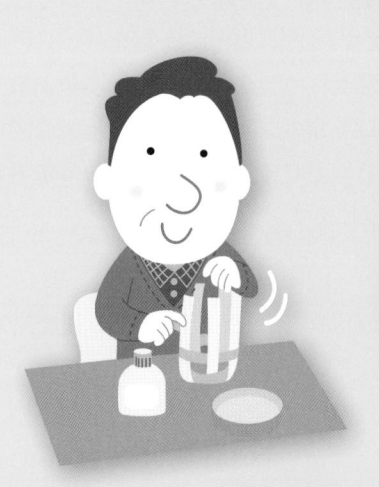

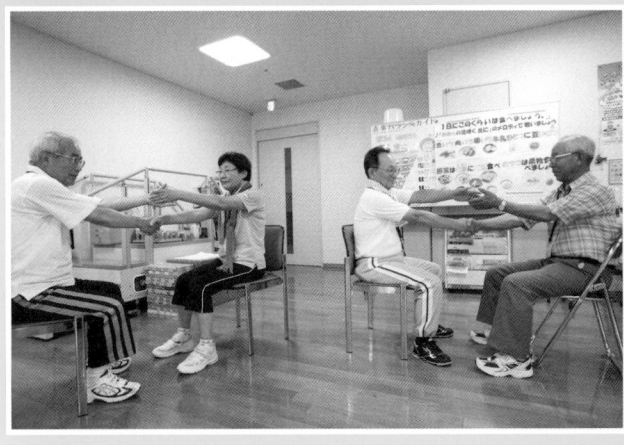

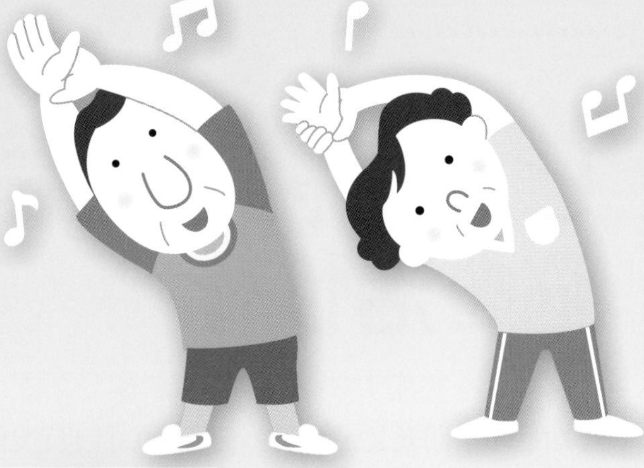

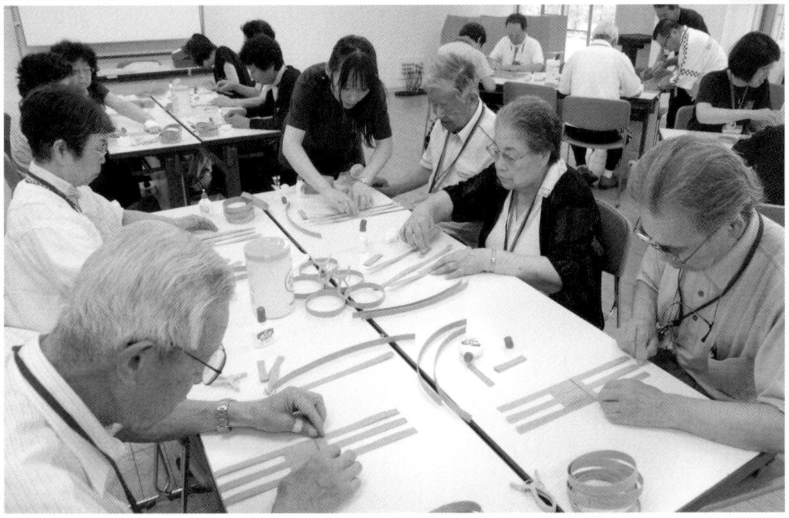

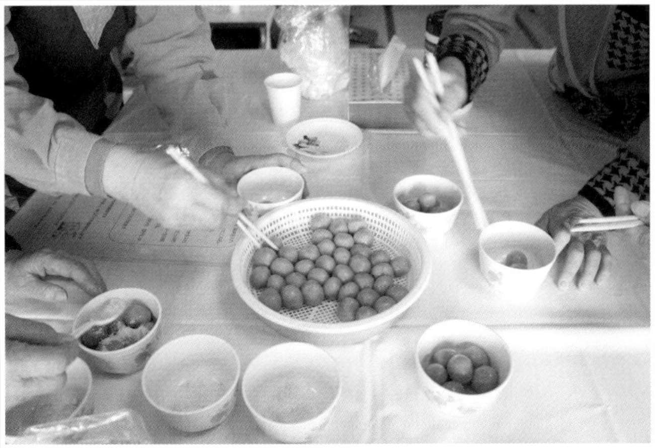

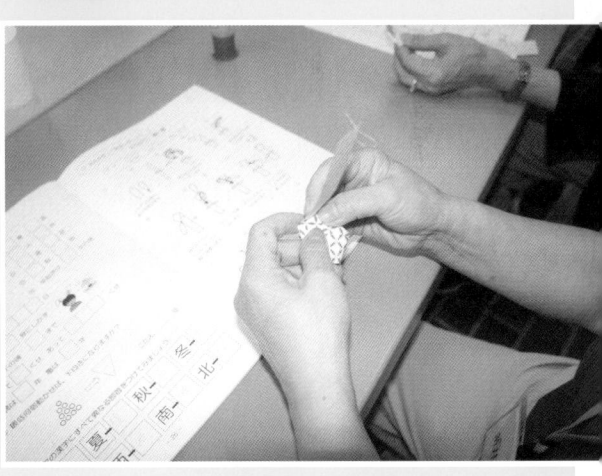
夏ー
秋ー
冬ー
南ー
北ー

「ピンシャン！脳活教室」プログラムの実際と評価

ピンシャン！と元気に暮らして脳を活性化

　認知症を発症する一歩手前の状態である「軽度認知障害」が、認知症の早期発見・予防の観点から注目されています。軽度認知障害とは、記憶などの認知機能は低下しているがまだ生活が自立しているので認知症とはいえない段階です。しかし、そのような方々の多くは将来認知症に進行する可能性が高いため、認知症の発症を妨げるような取り組みの必要性が高いといえます。認知症を発症する原因は加齢に伴う脳の病変であり、発症までに長い期間がかかる点が特徴です。

　また、認知症の発症には食生活や運動習慣、知的行動習慣といった日ごろの生活習慣が大きな影響を与えます。そのため、認知症の発症を妨げるためには、できるだけ早い時期から認知症になりにくい生活習慣を身につけることが必要となります。

　地域の高齢者全体を対象として認知症予防に取り組む場合、健康な高齢者から認知機能に低下がみられる高齢者まで幅広い層の高齢者が対象となります。地域に住むより多くの高齢者を対象に、認知症予防の取り組みを長期的に継続していくためには、地域に根ざした認知症予防プログラムが求められます。地域に根ざした認知症予防プログラムは、行政や地域のボランティア、大学などの研究機関が連携して事業を進めるのが効果的です。そのような取り組みの例として、本章では群馬県前橋市の「ピンシャン！脳活教室」を紹介します。

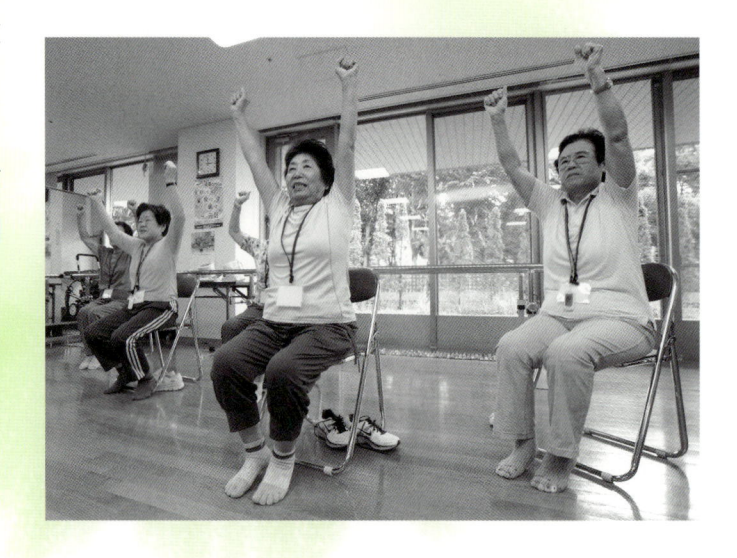

プログラムの目標

「ピンシャン！脳活教室」では、地域に住む高齢者が脳を活性化する生活、認知症になりにくい生活習慣を身につけることをめざします。教室のプログラムは3か月間で修了しますが、その後も参加者や地域のボランティアがいっしょに楽しく交流を続けながら認知症予防を継続することをめざします。

「ピンシャン！脳活教室」プログラムの特徴

1 軽度認知障害を含むすべての高齢者が対象

認知症などによって介護が必要となる可能性は高齢になるほど高くなります。しかし、だれもが、いつまでも自分の住み慣れたところでピンシャン！と元気に暮らすことを望んでいます。前橋市は介護予防を推進するための取り組みとして、「動いて、食べて、（歯を）磨いて元気！」をキャッチフレーズにさまざまな事業を展開しています。そのなかで「ピンシャン！脳活教室」は、前橋市内のすべての高齢者を対象とする一次予防事業に位置づけられています。

軽度認知障害の段階にある高齢者は、地域で自立した生活をできるだけ長く送ることができるように、介護予防・認知症予防に取り組む必要性が高いといえます。しかし、現在多くの自治体は、地域に住む多くの高齢者のなかから軽度認知障害の段階にある高齢者をみつけ出したり、介護予防・認知症予防のプログラムへ参加を促すことの困難さに直面しています。

「ピンシャン！脳活教室」は、地域に住むすべての高齢者を対象とする事業ですので、元気な高齢者はもちろん、軽度認知障害の段階にある高齢者も参加することができます。軽度認知障害の高齢者も教室へ参加しやすいように、「ピンシャン！脳活教室」では参加者の募集方法やプログラムの内容、教室修了後の支援などにさまざまな工夫をこらしています。

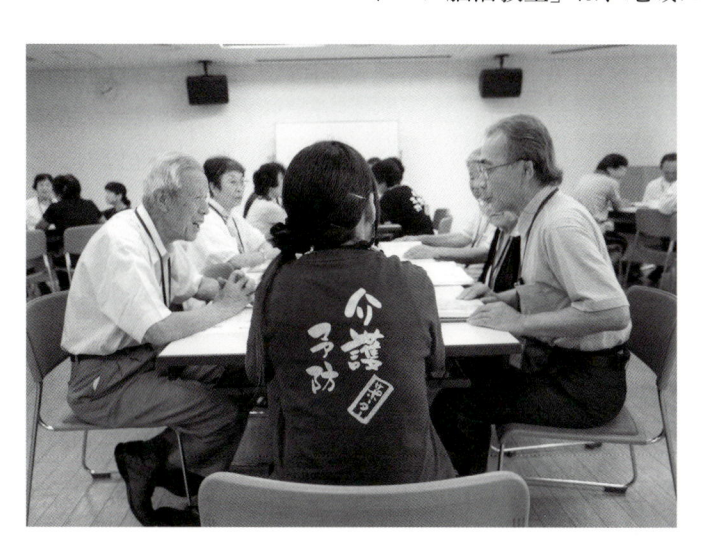

2　参加者が、いっしょに助け合う

　「ピンシャン！脳活教室」は、教室が開催される地域に住む高齢者で、認知症予防に関心のある方であればだれでも参加することができます。参加者のなかには軽度認知障害の方も含まれます。教室ではそのような方々も地域の元気な高齢者といっしょになって、ともに楽しく、ときには互いに助け合いながら認知症予防に取り組んでいます。

　したがって、認知機能に低下がみられる参加者は、認知障害のない健康な高齢者と同じグループで活動することによって日ごろとは違った刺激を受けることができ、そのことによって認知機能によい効果がもたらされることが期待できます。健康な高齢者を中心とするグループ活動を教室で育成すれば、教室が修了した後もそのグループが核となって地域で認知症予防に取り組むことが可能となります。認知機能に低下がみられる方々を支えながら、いっしょに取り組みを継続することも期待されます。

3　レクリエーションや体操で脳を活性化！

　「脳活」とは「脳」を「活」性化する生活のことです。「ピンシャン！脳活教室」は地域の高齢者がレクリエーションやウォーキングといった脳を活性化するために効果的なプログラムを行いながら、認知症予防に楽しく取り組む教室です。教室の会場は地域の公民館で、参加者は週に1回、約3か月間教室へ通います。教室で行うプログラムの所要時間は毎回2時間程度です。教室のプログラムの詳しい内容は後のページで説明しますが、主なプログラムは「脳活講座」と「ピンシャン！元気体操」です。

　参加者は「脳活講座」で「運動」や「食事」といった領域別に認知症予防の知識と実践の方法を学びます。講座では『ピンシャン！脳活ブック』という教室のテキストが用いられます。講座を中心となって進めるのは、前橋市介護高齢課の作業療法士や保健師などの医療・保健専門職です。

　「ピンシャン！元気体操」は、前橋市で考案されたストレッチ、筋力強化、有酸素運動を組み合わせた介護予防のための体操です。体操をするために特別な用具などは必要ありません。身体機能を維持・増進することは認知症予防のためにも重要です。参加者は、音楽に合わせて楽しくからだを動かしながら、身体機能を維持するために効果的な運動の仕方や、運動習慣を身につけていきます。

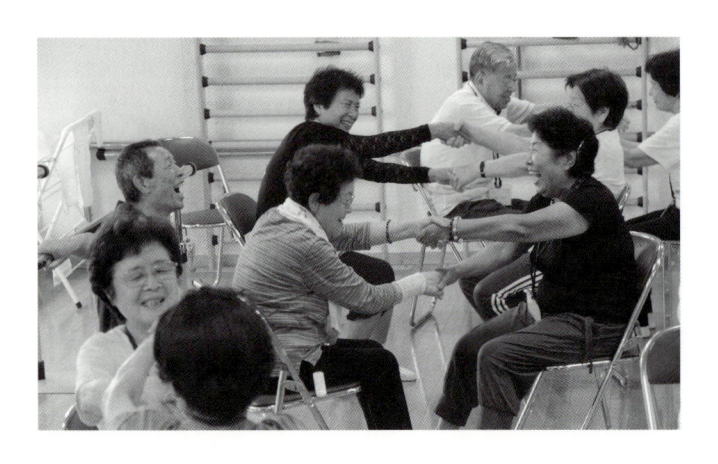

　教室運営の基本姿勢については122ページで紹介します。「ピンシャン！脳活教室」のすべてのプログラムは、以降に示す「脳活性化リハビリテーションの原則」に基づいて行われます。

4 期待される認知症予防効果

教室を開催する地域では、市の広報誌と地区回覧板で教室の開催が案内されます。同時に認知症予防に関する講演会が開催され、地域の住民に認知症予防の知識や可能性について啓発が行われます。認知症予防の必要性が高いと判断された方へ案内を郵送したり、地域のボランティアが同じ地域に住む高齢者を戸別に訪問するなどして教室への参加を呼びかける場合もあります。

さまざまな理由によって家に閉じこもりがちであったり、もの忘れが目立つなどして生活が不自由になり始めた高齢者は、認知症予防の必要性が高いといえます。そのような方々を地域のなかからみつけ出して教室への参加を促すためには、地域住民のネットワークやボランティアのはたらきかけが不可欠となります。

5 行政、地域のボランティア、大学が連携して運営

「ピンシャン！脳活教室」は行政の介護予防担当課と地域のボランティア、大学・研究機関が連携しながら、それぞれの特色を発揮して運営される点に特徴があります。

行政
前橋市介護高齢課

地域のボランティア
介護予防サポーター

大学・研究機関
群馬大学

「ピンシャン！脳活教室」のスタッフ

❶ 行政の介護予防担当部署

「ピンシャン！脳活教室」の企画と運営を中心となって行っているのは、前橋市の介護高齢課介護予防係に所属する作業療法士や保健師などの医療・保健専門職です。市の介護予防担当部署は、行政の立場から対象地域に住む高齢者の健康状態を把握したり、認知症予防プログラムへの参加を促すことが可能です。地域に根ざした認知症予防プログラムを展開するため、行政の介護予防担当部署は日ごろから地域の住民組織やボランティアと連絡を取り合い、教室の開催が対象地区の住民に受け入れられるように、またできるだけたくさんの高齢者が教室に参加できることをめざしています。

❷ 地域のボランティア

介護予防サポーター（以下、サポーター）は、群馬県独自の介護予防ボランティア研修・認定制度です。介護予防ボランティア研修に参加するのは、地域の高齢者サロン活動を運営しているボランティアや、介護予防ボランティア活動に興味をもつ高齢者で、研修の修了後は市町村から認定証を交付されます（詳細は116ページ参照）。

「ピンシャン！脳活教室」が開催される地区が決定すると、市の介護予防担当課はその地区で活動しているサポーターに対して教室運営の協力を依頼します。協力を承諾したサポーターは、教室が始まる前に開かれるスタッフ研修に

参加して、教室の内容や目的、担当する役割などについて学びます。毎回2～3名のサポーターが教室に参加して、会場の準備や片付け、受付などを担当します。また、参加者といっしょに教室へ参加しながら、参加者がより楽しく意欲をもってプログラムに取り組むことができるように支援することも大切な役割です。参加者と同じ地域に住むサポーターは、参加者にとって話しかけやすく、頼りがいのある存在です。教室を運営する行政と参加者の間をとりもつサポーターは、教室を円滑に進めるうえで欠かせない存在です。

❸ 大学・研究機関

「ピンシャン！脳活教室」の運営には群馬大学の研究者が参加して、教室で実施される認知症予防プログラムの効果を科学的に検証しています。教室の参加者は、教室の開始前と修了後に認知機能や運動機能を測定するための検査を受けます。検査の結果は教室の効果を調べるために用いられます。結果は参加者にも報告され、参加者同士で教室の目標について話し合ったり、プログラムに取り組む意欲を高めるために役立てられています。

期待される認知症予防効果

認知機能を向上させるためのプログラムは、記憶力や注意力を高めるための「認知訓練」や、一時期流行した「脳トレ」など、さまざまな種類があります。「ピンシャン！脳活教室」に参加した高齢者もさまざまな種類のプログラムを経験しながら認知機能の向上をめざしますが、教室のスタッフはプログラムとして「何を」行うかと同様に「どのように」行うかを大切に考えています。プログラムの効果は、その行い方やスタッフの参加者に対するかかわり方によって大きく左右されるためです。明るく楽しい雰囲気のなかで、参加者やスタッフが互いに楽しく交流しながらプログラムに取り組むことは、脳の機能を活性化し認知機能を効果的に向上させるといわれています。

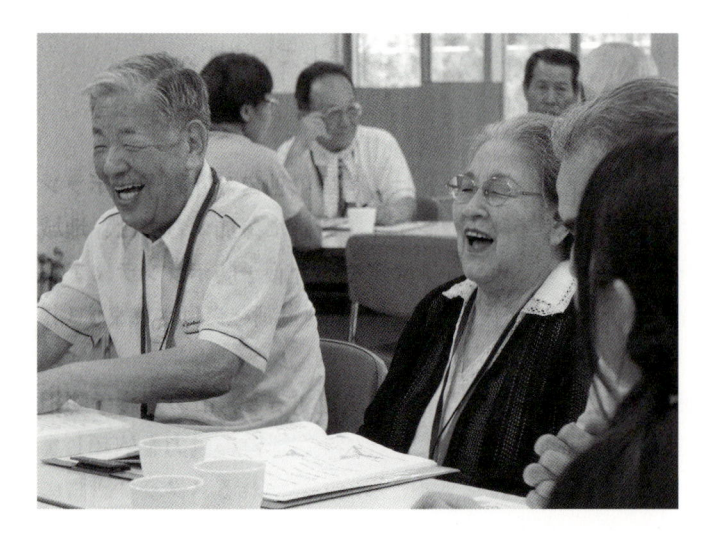

教室は「脳活性化リハビリテーションの原則」に基づいて実施されています。「脳活性化リハビリテーションの原則」とは、「快刺激で笑顔、ほめて・ほめられてやる気を出す、楽しい会話で安心、役割を演じて生きがいを生む」です。

脳活性化リハビリテーションの原則

- **快刺激で笑顔**
  楽しい雰囲気で教室を運営
- **ほめて・ほめられてやる気を出す**
  互いにほめ合うような関係づくり
- **楽しい会話で安心**
  話し合いを増やす工夫
- **失敗を防ぐサポート**
  さりげない手助けや助け合いで成功体験を重ねる
- **役割を演じて達成感と生きがいを生み出す**
  参加者が役割をもつ教室運営

　このような原則に基づきながら、教室ではスタッフと参加者が互いに楽しく交わり、大いに笑って、前向きに明るくプログラムに取り組むことをめざしています。

こうすればうまくいく！ 継続へのポイント

　認知症予防の効果は、認知症になりにくい生活習慣を長期的に継続することによって示されます。そのため、教室の参加者は教室修了後も認知症予防のための活動を自主的に地域で継続していくことが求められます。

　教室を修了した高齢者のなかには、教室の仲間同士でグループをつくったり、地域のサロン活動に参加する方々がいます。認知症予防は1人で取り組むよりも地域の仲間といっしょに楽しく取り組めば長続きさせることができます。教室では参加者同士の交流やグループづくりを促したり、教室修了後も参加者が参加できる地域のサロン活動を紹介しています。そのことによって、教室修了後も参加者が地域で認知症予防に取り組むことができる準備を行っています。教室の運営にかかわるサポーターの多くは、教室が開催される地域で生活しながら地域の介護予防グループ活動に取り組んでいます。サポーターは教室を修了した参加者を地域で受け入れ、支えていく役割も果たしています。サポーターは地域の介護予防を支える貴重な人的資源、マンパワーといえます。

　「ピンシャン！脳活教室」は、教室が開催される3か月間に限られた取り組みではありません。教室に期待される役割は、地域に住む高齢者が、地域のボランティアやグループ活動といったさまざまな資源に支えられながら、認知症予防に長く取り組んでいくためのきっかけをつくることです。「ピンシャン！脳活教室」は、まさしく地域に根ざした認知症予防プログラムなのです。

前橋市介護予防サポーターの役割と活動

介護予防は元気なうちからどなたにも必要な取り組みですが、高齢者人口は急速に増えており、それに伴って支援や介護が必要な高齢者も増えています。高齢者一人ひとりが介護予防の重要性を理解し、自発的に取り組む体制づくりが重要になっています。

元気な高齢者の力を地域で生かそう！

前橋市では、平成17年度から、地域で介護予防を実践するボランティア「介護予防サポーター」の養成を行っています。介護予防サポーターは、おおむね60歳以上の方を対象としており、ご自身が元気でいられるように取り組むこと、また、元気な高齢者の力を地域で生かしていただくことを目的としています。

介護予防サポーターになるには、初級研修、中級研修、上級研修を修了し、サポーターとして市に登録します。その後は、同じ圏域に住むサポーター同士で話し合い、協力しながら、高齢者の集まるグループの立ち上げや運営、体操の実施など、地域に合った介護予防を実践します。サポーターが中心となって「ピンシャン！元気体操」を行っている自主グループ・ふれあいいきいきサロンは、市内で148か所に上っています（平成23年度末現在）。

介護予防サポーターによる地域での活動は、従来の市の施設での教室などと違って、介護予防プログラムによる身体面への効果だけではなく、ご近所同士の見守り・助け合いなどにつながるという効果もあります。

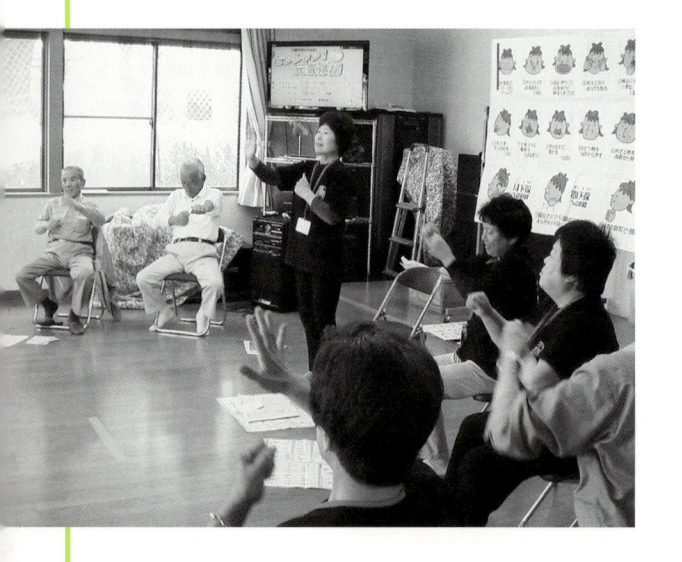

前橋市介護予防サポーター養成研修カリキュラム

初級研修（1回3時間程度）
介護予防の基礎知識を学び、介護予防の必要性を理解します。

▼

中級研修（3時間×2回）
介護予防のより詳しい知識を身につける研修です。
栄養、運動、口腔、認知症、地域づくりについての講義・実習を行います。

▼

上級研修
市主催の介護予防事業（ピンシャン！元気塾）、地域の自主グループやサロンなどに参加し、実際の現場の様子を学び、実践力をつけます。

前橋市介護予防サポーター養成研修修了者数（人）

	H17	H18	H19	H20	H21	H22	H23	計
初級	116	69	86	294	242	242	90	1,139
中級	34	52	71	151	98	148	64	618
上級（登録者）	11	23	57	122	87	109	97*	506

＊平成23年度登録者には、平成22年度研修修了者34名を含む。

ますます広がる活躍の場

　介護予防サポーターは、普段の地域活動のほかにも、介護予防の大切さや、地域での高齢者の活躍ぶりを広く周知するため、さまざまな活動を行っています。『介護予防サポーターだより』の発行や、「介護予防まつりinまえばし」などのイベントで、活動の紹介を行ったり、生活に役立つ介護予防のプログラムについて発表したりしています。また、「ピンシャン！脳活教室」への協力や教室後の継続支援、自主グループ化などにもかかわっています。このように、サポーターが元気にいきいきと活躍するすがたをみせることで、「わたしも仲間に入りたい」「歳をとることが楽しみになった」などの意見が多く聞かれ、「高齢者」や「介護予防」という言葉のイメージをより明るいものに変える役割も果たしています。現在は年1回のサポーター養成研修に申込みが殺到するなど、市民の間でも介護予防への意識、ボランティア活動への参加意欲が高まってきています。
　より多くの方に介護予防に参加してもらい、長く続けていける体制づくりには、地域の力が不可欠です。介護予防サポーターの活躍の場は、これからもますます広がっていくと思われます。

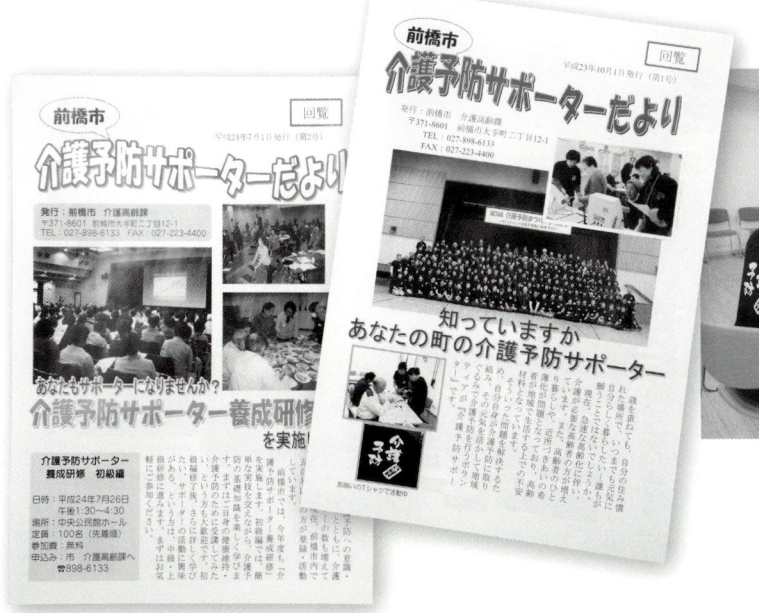

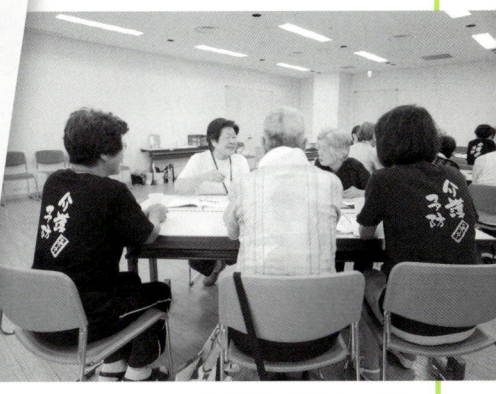

おそろいのTシャツを着て活動しています

前橋市「ピンシャン！元気体操」

前橋市では、「動いて、食べて、磨いて元気！」を合言葉として、日々の生活のなかに特に介護予防に大切な運動・栄養改善・口腔ケアを取り入れることを推進しています。「ピンシャン！元気体操」は、前橋市が作成した介護予防のための体操で、ストレッチ・筋力強化・有酸素運動などの運動を組み合わせ、バランスのよい、動きやすいからだをつくることを目的としています。また、からだを動かすだけでなく、顔の筋肉や舌をきたえて唾液の分泌を促す「お口アップ体操」、1日に必要な食品が覚えられる「バランスよく食べる歌」も組み込み、広く介護予防に活用しています。

「ピンシャン！元気体操」は、以下の7つのプログラムで構成されています。

❶ 座って行うストレッチ
❷ 座って行う筋力強化
❸ 立って行う筋力強化
❹ 足踏み運動
❺ 寝て行うストレッチ
❻ お口アップ体操
❼ バランスよく食べる歌

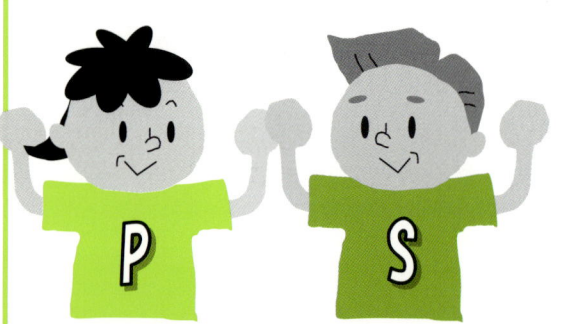

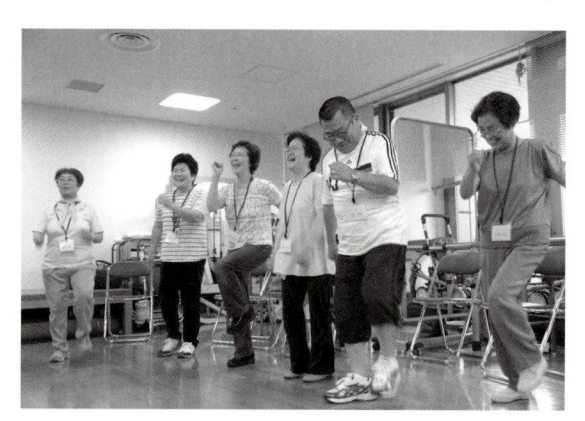

ピンシャン！元気体操のキャラクター
ピンちゃんとシャンちゃん

「ピンシャン！元気体操」の特徴

◎ 特別な道具がいらず、椅子さえあれば、いつでもどこでも行えます。
◎ 続けることで、生活のなかの動作が安全に楽にできるようになります。
◎ 簡単な動作が中心なので、どなたでも無理なく行えます。
◎ 姿勢や目的別に曲が分かれているので、自分に合った運動が選べます。
◎ なじみのある曲を使っているので、楽しく続けられます。

座って行うストレッチ（使用曲：夢）
筋肉をゆっくり伸ばし、身体の痛みや疲労を予防します

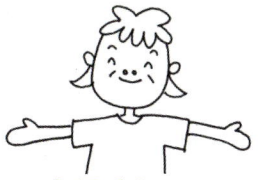

❶ 深呼吸
鼻から吸って、長く息を吐く（2回）

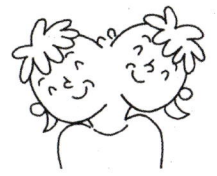

❷ 頭を横に傾ける
耳を肩に近づけるように頭をゆっくり傾ける（左右2回）

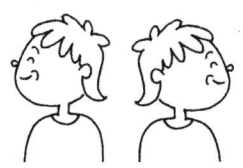

❸ 横を向く
頭を左右にゆっくり向ける（左右2回）

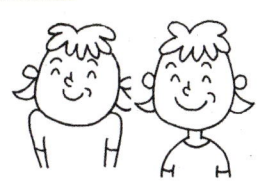

❹ 肩をすくめる
肩に耳を近づけるように上げ、息を吐きながら脱力（4回）

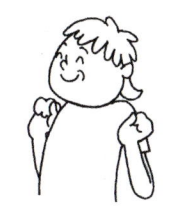

❺ 胸を張る
肘を後ろに引いて肩甲骨を寄せる（4回）

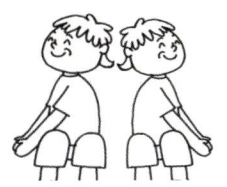

❻ 上体をひねる
両手を組んで、身体を左右にひねる（左右2回）

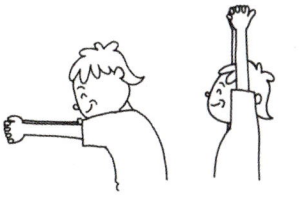

❼ 前方突き出し・
❽ 腕・背筋伸ばし
両手を組んで、胸から前方に突きだし、肩甲骨の間を広げる。一旦戻して、頭上に伸ばす（2回）

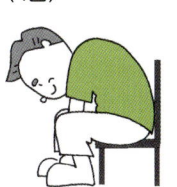

❾ 前かがみ
両手を組んで、両膝の間に下ろし、身体を前にかがめる（2回）

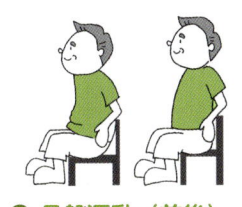

❿ 骨盤運動（前後）
腰に手を当て、お腹を前に出して背筋を伸ばす
その後お腹をへこませて腰をゆるめる（4回）

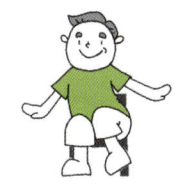

⓫ 骨盤運動（左右）
片方のおしりに体重をかけ、反対側を持ち上げる（左右1回）

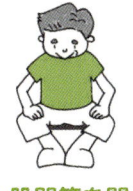

⓬ 股関節を開く
膝を左右に開き、足の付け根（腿の内側）を伸ばす（ゆっくり1回）

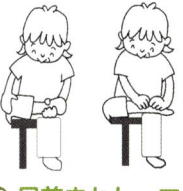

⓭ 足首まわし・マッサージ
片方の足を持ち上げ、足首を回す
その後足の裏をもんだり叩いたりする（左右）

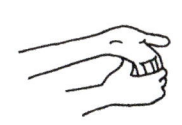

⓮ 手の指そらし
手のひらを上にして手首をそらす（左右）

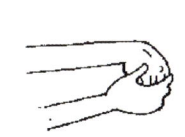

⓯ 手の甲そらし
手のひら側を下にして手首を曲げる（左右）

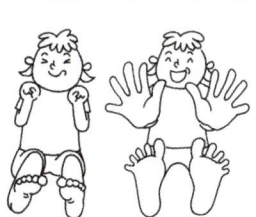

⓰ 手足のグッパー
両手足をぎゅっと握り、力いっぱい開く

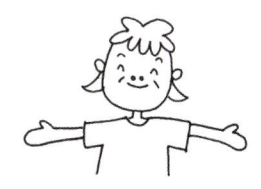

⓱ 深呼吸
鼻から吸って、長く息を吐く（2回）

第4章 「ピンシャン！脳活教室」プログラムの実際と評価

座って行う筋力強化（使用曲：牧場の朝）
立ったり 座ったり 手を上げたりする時に必要な筋肉を鍛える運動です

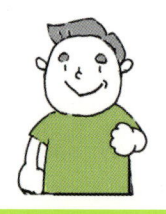

♪前奏・間奏

足踏み・腕振り
腰掛けたまま
足をなるべく高く上げ、
足踏みをする。
同時に肘を
後ろに引くように
腕を振る

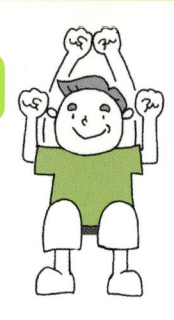

♪1番

腕の上げ下げ
1) 耳の横で軽くこぶしを振り、まっすぐ頭上まで上げ、両手のこぶしを軽く合わせる（4拍）
　＊腕が前に出ないよう注意
2) 元の位置に下ろす（4拍）

♪2番　右足
♪3番　左足

膝の曲げ伸ばし
1) 膝を伸ばして足首を起こす（4拍）
2) ゆっくり元の位置に下ろす（4拍）

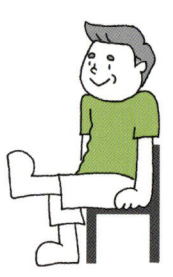

立って行う筋力強化（使用曲：四季メドレー）
立ち座りや、速く安定して歩くために必要な筋肉を鍛える運動です

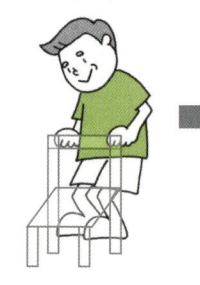

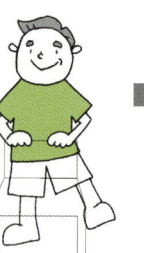

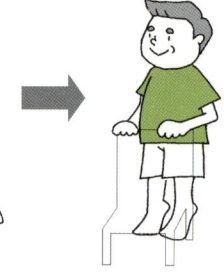

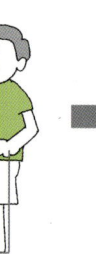

♪春の小川　→　♪雨ふり　→　♪われは海の子　→　♪もみじ

❶ 膝の曲げ伸ばし
両膝を軽く曲げ、
ゆっくり伸ばす
膝はつま先を
正面に向けて
腰をおとす（8回）

❷ つま先上げ
つま先を高く上げて
床を叩くように
リズムを取る
（右足・左足8回）

❸ 右足の運動
♪1番　うしろ上げ（8回）
かかとからうしろに上げる
身体を前に倒しすぎない
♪2番　横上げ（8回）
つま先を正面に向けて
横に上げる
身体を倒さないように

❹ かかと上げ
かかとを高く上げて
つま先立ちになる（8回）

♪歓びの歌

❺ 左足の運動
「❸右足の運動」と同様に
♪1番　うしろ上げ（8回）
♪2番　横上げ（8回）

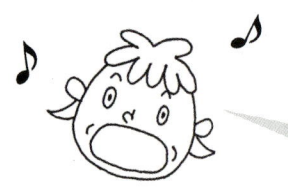

歌いながら行ってみましょう！

「ピンシャン！元気体操」は、指導者がいなくても気軽にどこでも取り組めるよう、指導音声付CD、DVD、イラスト入りリーフレットを作成しています。市が主催する教室だけではなく、市内148か所（平成23年度末）の高齢者サロンや自主グループ、またデイサービスなどの介護施設でも体操を行っており、前橋市の高齢者の間ではおなじみの体操となっています。

　「ピンシャン！元気体操」に参加した方からは、「からだがとても軽くなった」「肩や膝の痛みがなくなった」「散歩に出かけても疲れなくなった」「歌いながらみんなで運動することが楽しかった」などの声が聞かれました。

　多くの高齢者が健康や介護予防に関心をもち、運動することや、食生活に気をつけることが大切だと理解してはいますが、長年の生活習慣を見直し、新しい習慣をつくることは容易ではありません。手軽で楽しいプログラムの提案や、場所・仲間づくりなど、日々の生活のなかで無理なく続けていけるためにできる支援は何か、考えながら取り組んでいます。

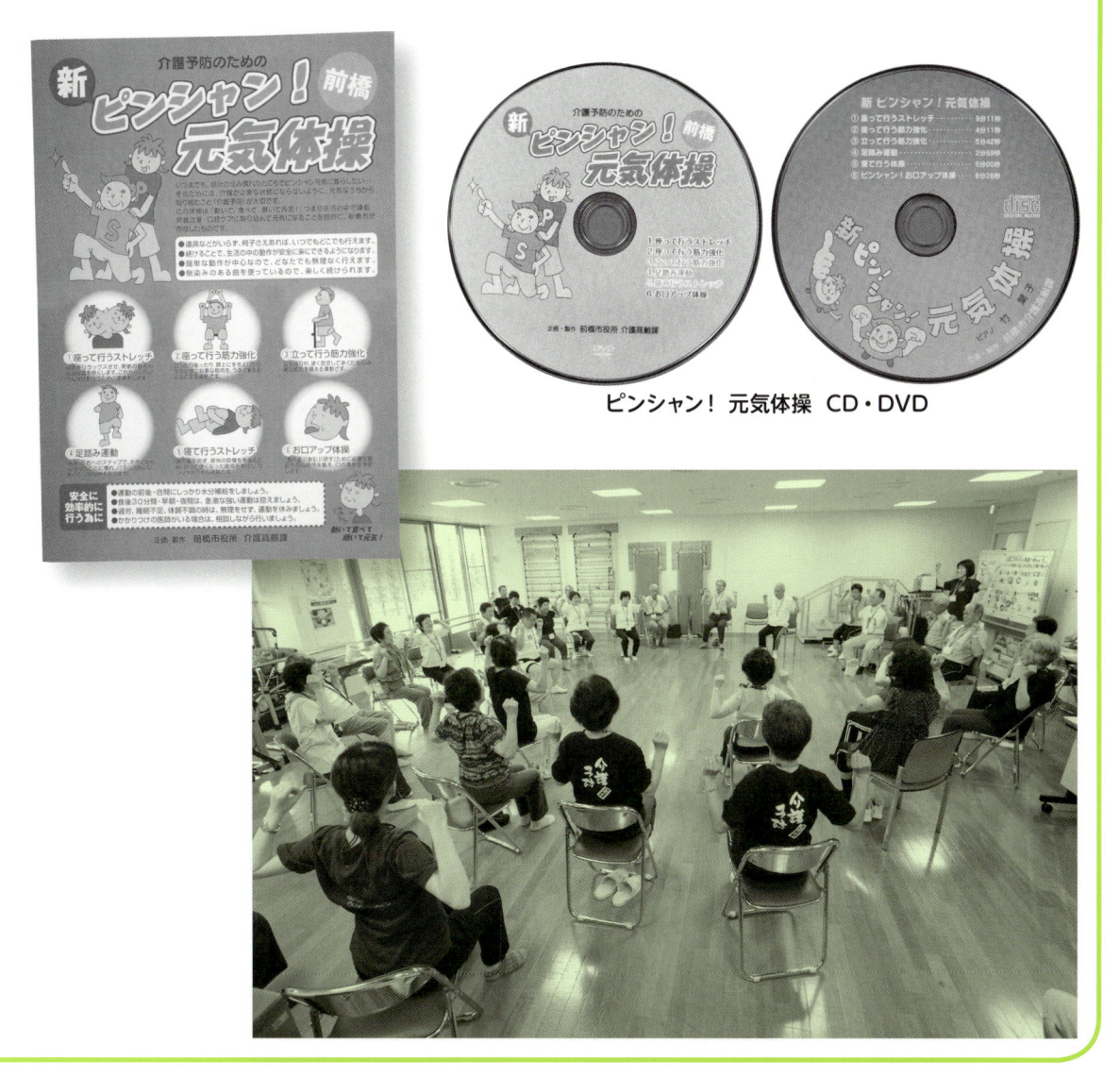

ピンシャン！元気体操　CD・DVD

第4章　「ピンシャン！脳活教室」プログラムの実際と評価

「ピンシャン！ 脳活教室」の内容

　「ピンシャン！脳活教室」は、毎回、さまざまな脳活講座とレクリエーション、前橋市オリジナルの介護予防体操「ピンシャン！元気体操」（118〜121ページ）を組み合わせて行います。スタッフは、とにかく楽しい雰囲気づくりを心がけます。

「ピンシャン！ 元気体操」運営の基本姿勢

- ◎ 参加者・スタッフが楽しめる教室
- ◎ 居心地がいい、自分の居場所がある教室
- ◎ 互いに「ほめ合う」教室
- ◎ それぞれに役割をもつ教室
- ◎ 快い会話と笑いのある教室
- ◎ また来たい、終わった後も続けたい！と思える教室

　脳活講座は、前橋市の介護予防のキャッチフレーズ「動いて、食べて、磨いて元気！」の運動・食事・お口のケアの大切さに加え、脳を元気にする生活のヒントを楽しく学びます。また、レクリエーションは、参加者同士のコミュニケーションを円滑にし、笑うことを目的に行っています。教室での講座やレクリエーションは、前橋市が作成した『ピンシャン！脳活ブック』にそって進めていきます。

　教室は、参加者5〜6人を1グループとして、レクリエーションやグループワークを行います。教室開始後、グループ内で1週間の振り返りを発表し、ほめ合ったり笑い合ったりする時間を設けていることも、この教室の特徴です。

　また、参加者は、毎日自宅でできる範囲でのウォーキングと脳活ブックへの一行日記・1日のウォーキング歩数の記入に取り組みます。

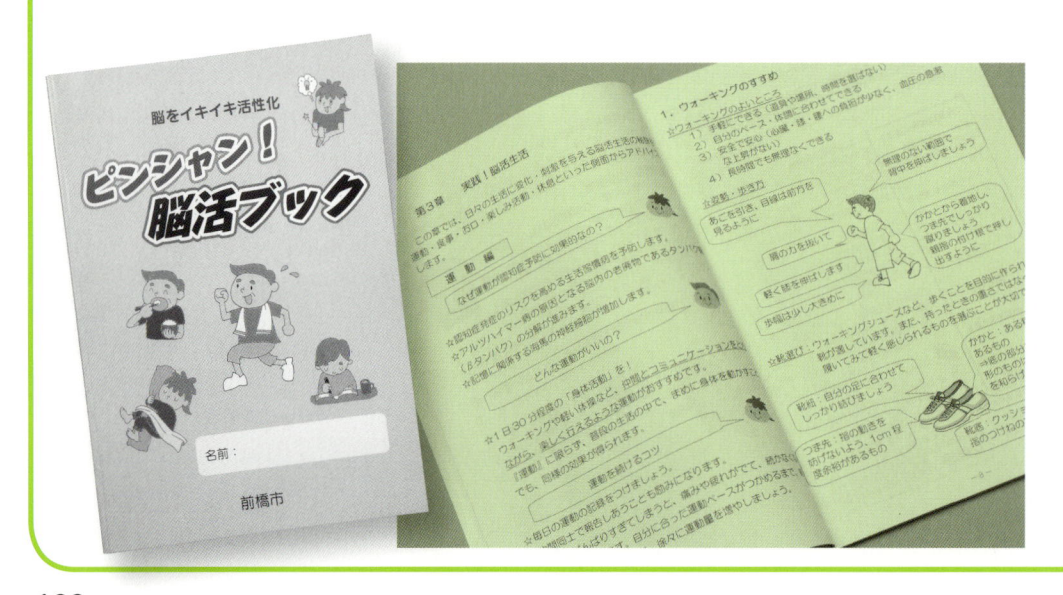

毎回のスケジュール（例）

```
所要時間      内容
              教室開始前 1週間の歩数記録・グラフをつける
  5分 ............ （司会者）本日の予定
 10分 ............ 1週間の振り返り・がんばり発表
 30分 ............ 脳活講座
 15分 ............ レクリエーション
 10分 ............ 休憩
 45分 ............ ピンシャン！元気体操・音楽に合わせて足踏み運動
                  ストレッチ
  5分 ............ （司会者）来週の予定
```

1週間の振り返り発表の様子（グループワーク）

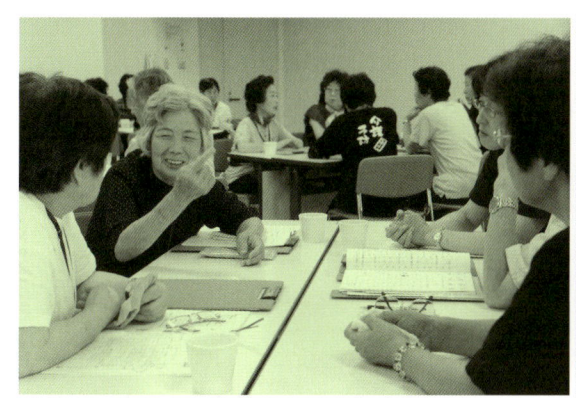

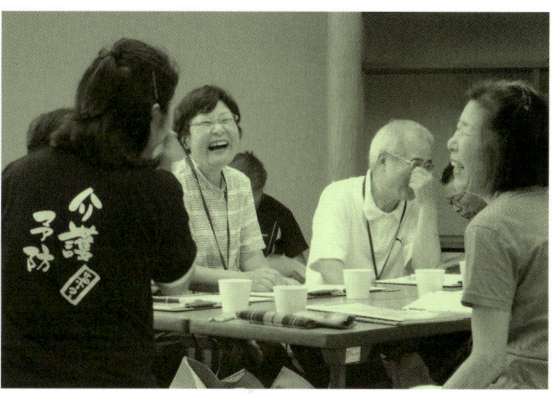

脳活講座とレクリエーション（例）

	脳活講座内容	レクリエーション内容
第1回	3か月の目標を決めよう	自己紹介ゲーム
第2回	ウォーキングのすすめ	脳活手遊び
第3回	安全なウォーキングをするために	脳活手遊び
第4回	食べることを大切にしましょう	群馬県すくすくカルタ
第5回	指先を使ってものづくり①（紙バンドを使ったかごづくり）	
第6回	懐かしさを楽しむ①	「あいうえおカード」で言葉づくり
第7回	健口づくりで脳力アップ	グループ対抗神経衰弱
第8回	食べることを楽しみましょう（白玉団子づくり）	
第9回	懐かしさを楽しむ②	「都道府県カード」で言葉づくり
第10回	指先を使ってものづくり②（折り紙で箱づくり）	
第11回	脳を休めよう	脳活手遊び
第12回	3か月を振り返って	脳活手遊び

「ピンシャン！脳活教室」プログラムの実際と評価

第1回 3か月の目標を決めよう

目的
- 教室内容を理解する
- 3か月間の目標を設定し、毎日の脳活実践課題を理解する

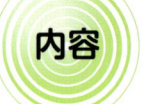

内容

1 ゲームで緊張をやわらげ自己紹介

レクリエーションを使って自己紹介を行います。教室の開始は、参加者もスタッフも緊張しています。緊張をやわらげ、雰囲気を和ませることが目的です。

レクリエーション（例）
「誕生日チェーンをつくろう」

誕生日順に1列（1月1日生まれ→12月31日生まれ）に並び自己紹介をするゲームです。参加者だけでなくスタッフも入ります。
このゲームのポイントは、ジェスチャーのみで行うことです。
全員が肩をたたいて歩き回ります。

「…（誕生月は？）」
「…（指を3本立てる→3月）」
「…（何日？）」
「…（指を2本、その後4本立てる→24日）」
一列に並んで座っていきます。
並び終えたら端から、誕生日順に並べているか確認をしながら自己紹介をします。
自己紹介の内容は、誕生日・名前・3か月がんばりたいことなどです。

2 脳の健康度をチェックして目標設定

認知症予防について、現在の生活習慣の見直しを脳の健康度チェック（表）を使って行います。脳の健康には、動・食・楽・知・休の5つの側面が大切です。参加者自身が生活を見直し、できている習慣・できていない習慣を振り返り、できていない習慣をもとに3か月間の目標設定を行います。

124

3 毎日の運動・ウォーキングと一行日記が大事！

- できる範囲での運動・ウォーキング習慣をつけ、生活歩数を記録する
- 一行日記をつける

以上の2点を毎日の脳活実践課題として行います。

また、教室参加については、脳活性化リハビリテーションの原則（前述）をもとに前向きに楽しむことを共通理解とします。

脳の健康度チェック
——生活習慣の見直しから
該当する項目にチェックをつけましょう。

〈動〉
- □ 週に2～3回以上の運動習慣がある
- □ 家の中でこまめに動いてる
- □ 普段の移動手段が主に歩行や自転車である

〈食〉
- □ 緑黄色野菜を毎日食べている
- □ 魚料理を週に2～3回は食べている
- □ よく噛んで食べている

〈楽〉
- □ 1日に少なくとも1回以上は、外で人と話す
- □ 指先や頭を使った趣味や楽しみがある

〈知〉
- □ 毎日、本や新聞を読んだり、パソコンをするなど集中する習慣がある
- □ 日記や家計簿などをつけている

〈休〉
- □ ストレスを感じたり、怒ることは少ない
- □ 夜、よく眠ることができる

☑ 9～12
脳はとても元気です！
今の生活習慣を続けましょう。

☑ 4～8
脳はちょっと怠け気味…
☑のつかなかった項目の
生活習慣を見直しましょう。

☑ 0～3
脳を休ませすぎていませんか？
活発な生活を心がけ、
脳を元気にしましょう。

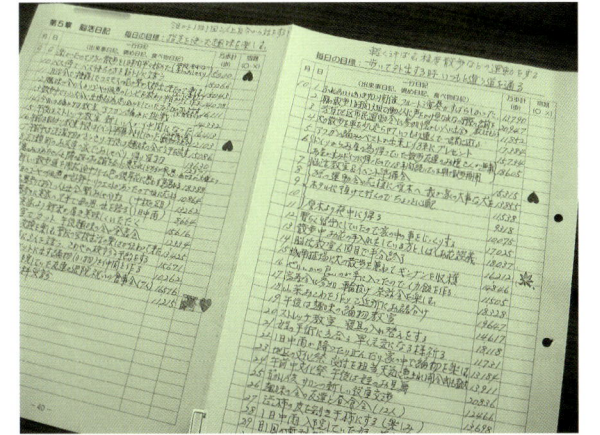

目標と一行日記

「ピンシャン！脳活教室」プログラムの実際と評価

第2回 ウォーキングのすすめ

目的
- 認知症予防のための運動方法、継続のコツについて理解する
- 効果的なウォーキング方法（姿勢・靴選び）などを理解する
- 適度な運動強度を知る

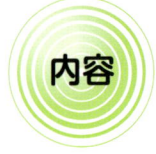

内容

1 「先週はこんなに歩けた！」歩数をノートに記録

脳活ブックに記入した1週間の歩数記録を見直し、ウォーキングノートの記入を行います。このノートには1日ごとの歩数、1週間の累計の歩数を書き込み、歩数グラフを作成します。ノート作成により、計算・記録するといった知的作業に加え、ウォーキングの達成感を得ることや継続への動機づけを目的としています。

参加者は、教室開始前に1週間のウォーキング歩数の記録を済ませます。

毎回この記入のために、参加者の多くは教室開始20〜30分前に席につき、作業を行い、主体性をもって取り組んでいます。

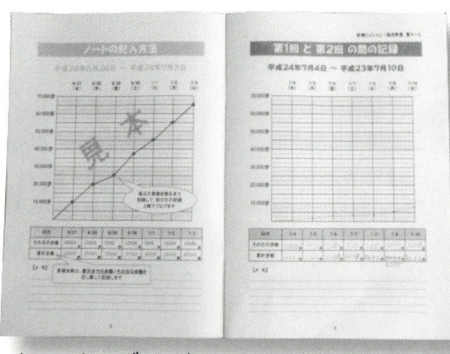

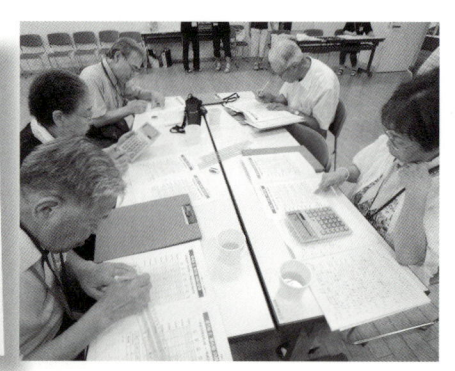

ウォーキングノート

2 姿勢・歩き方・靴の選び方を学ぶ！

ウォーキングの姿勢・歩き方、靴選びについて学びます。日常生活のなかで行っているウォーキングの姿勢などを見直し、安全で無理なくできるウォーキング方法を知ることが目的です。

3 「どれくらいがきついかな？」運動"強度"を設定

　主観的な自覚症状を目安に、自覚的運動強度表を用いて、「楽である」から「ややきつい」となるように運動強度を設定します。

　自覚的運動強度とは、「行っている運動がどれくらいきつく感じるか」ということです。運動強度の確認は、脈拍数で行うことができます。

　参加者は、教室内で安静時、運動時の脈拍測定を行います。

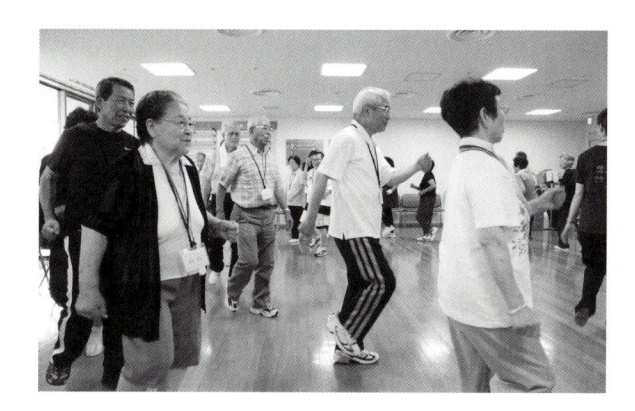

自覚的運動強度表

20	最大運動
19	非常にきつい
18	
17	かなりきつい
16	
15	きつい
14	
13	ややきつい
12	
11	楽である
10	
9	かなり楽である
8	
7	
6	安静

＊この数字が、脈拍の目安です
例）「6：安静」は「脈拍60」くらい

靴選びのアドバイス！

ウォーキングシューズなど、歩くことを目的に作られた靴が適しています。また、持ったときの重さではなく、履いてみて軽く感じられるものを選ぶことが大切です。

靴ひも：自分の足に合わせてしっかり結びましょう

かかと：ある程度硬さがあるもの
⇒底の部分に丸みのある形のものは、着地の衝撃を和らげます

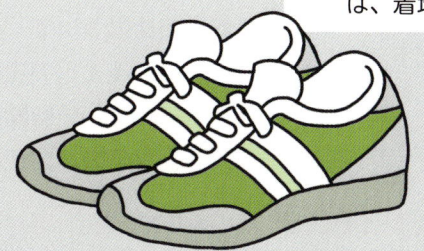

つま先：指の動きを妨げないよう、1cm程度余裕があるもの

靴底：クッション性があり、指の付け根のあたりで曲がるもの

第3回 安全なウォーキングをするために

目的
- 自分の体力を見直し、必要な運動方法を知る
- ウォーキングを安全に行うための注意点を学ぶ

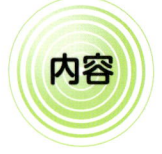

内容

1 「苦手なところはどこ？」体力測定結果を見直す

初回評価時に実施した体力測定結果を見直します。
体力測定結果報告書は、以下の測定による5つの体力について男女別に5段階評価を行い、レーダーチャートに表したものです。

- 握力（筋力）：全身の筋力の代表値
- リーチ距離（動的バランス能力）：重心の移動に対するバランス能力
- Timed Up and Go（敏捷性）：バランス、移動、敏捷性
- 5m最大歩行速度（歩行速度）：歩行能力
- 開眼片足立ち（静的バランス能力）：片足でのバランス能力

参加者が、自身の結果から優れているところと苦手なところを理解し、高める必要のある体力について見直すことを目的とします。結果報告書には、スタッフからのワンポイントアドバイスが記載してあります。

2 「ここは気をつけよう！」注意点を学ぶ

安全なウォーキングの注意点を学びます。

- 水分補給について
- 持病のある人への注意
- ウォーキングの時間帯
- ストレッチの必要性　など

特に、ウォーキングの時間帯については、グループごとに朝・昼・晩で行うウォーキングの良い点、悪い点、気をつけることなどを出し合って発表します。

ウォーキングの時間帯について（グループワーク）（例）

	良いこと	気をつけること
朝	・早朝の澄んだ爽やかな空気のなかを歩くことで気分がいい。 ・体内の脂肪が燃焼しやすい状態になり、1日の基礎代謝量が増える。	・起きたばかりのころは睡眠中の発汗で脱水傾向にある。水分をしっかりとってから出かける。 ・筋肉や関節が硬くなっている。 　⇒十分なウォーミングアップを。
昼	・からだの交感神経のはたらきが活発になっているので、トレーニングに適している。	・熱中症に注意。 ・交通事故に注意。
晩	・夕飯後、就寝前の軽いウォーキングは、脂肪の燃焼を促す。 ・肌の新陳代謝がよくなり、肌の調子がよくなりうる。	・就寝前に長時間のウォーキングを行うと、寝つけなくなる。寝る2時間前には、ゆっくり安静が大切。 ・夕方は、交通量が多くなり、見通しが悪くなるため、交通事故の危険が高まる時間帯。明るい色のものを着用。足元に注意（懐中電灯の携帯を）。

3　ストレッチの効果と方法を学ぶ

　ウォーキング前後のストレッチ効果と方法を学びます。
　ウォーキングは競技スポーツのように激しい運動ではありませんが、急に行うと筋肉や関節を痛める可能性もあります。準備運動としてストレッチでからだをほぐし、筋肉をゆっくり伸ばしてから臨みましょう。

目的：❶ からだをリラックスさせ、全身の血行をよくします。
　　　❷ 柔軟性を高め、痛みの出にくいしなやかなからだをつくります。
　　　❸ 使って硬くなった筋肉を伸ばし、疲れや筋肉痛を予防します。

立位で行うストレッチ

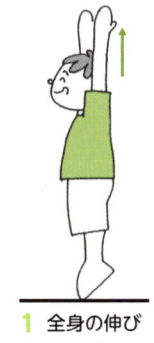

1　全身の伸び　　2　身体の側面を伸ばす　　3　上体をひねる　　4　アキレス腱を伸ばす

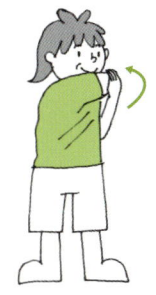

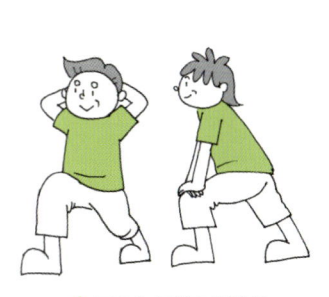

第4回 食べることを大切にしましょう

目的
・食生活を見直し、介護予防・認知症予防のための
　バランスのよい食事について学ぶ

内容

1 「ここは直したい！」食生活をチェック

自宅での食生活の見直しチェックを行います（下表）。健康で自立した生活の基本は、「バランスの良い食事」です。特にからだを動かすための活動源となるエネルギーと、生命維持に欠かせないタンパク質を十分にとることが大切です。

教室内では、表の　　　　　を空欄にしてあり、穴埋めの答え合わせをしながら自己チェックを行い、（　）に「○：している、△：ほぼしている、×：していない」を記入します。

食生活の見直しチェック表

❶（　）1日3食を バランス よくとり、欠食しないようにしている
❷（　） 魚 は、血栓予防や老化防止、2日に1回は食べている
❸（　） 肉 は、強いからだをつくるスタミナ源、2日に1回は食べている
❹（　） 卵 は、手軽なタンパク食品、1日に1個くらいは食べている
❺（　） 牛乳 ・乳製品は吸収の良いカルシウム、1日に1本（200cc）は
　　　　飲んでいる
❻（　）大豆・大豆製品（ 豆腐 、 納豆 など）を1日1品は食べている
❼（　）緑黄色野菜、根菜類、海藻、きのこ、芋類は茹でたり、煮たり、炒めたりして、
　　　　毎食2皿食べている。1日 6 皿を目標に！
❽（　）主食（ご飯・パン・麺）はエネルギー源、毎日食べている
❾（　） 果物 はビタミン豊富、糖分も多いので適量を食べている
❿（　） 水分 を1日に1〜1.5リットルくらい飲んでいる
⓫（　） 塩分 を減らすよう心がけている
　　　　→高血圧の予防・改善のためにも重要！
⓬（　）菓子類は糖質や塩分が多いので、食べすぎに気をつけている
⓭（　）献立づくり・食事づくりは老化防止！ 積極的にしている
⓮（　）食べることを楽しんでいる

できていないところや改善したいところ（△・×）を確認することで、毎日の食生活に生かしていきます。

2 「バランスよく食べる歌」で食生活を改善

　前橋市では、「ピンシャン！元気体操」と同様に、「バランスよく食べる歌」を広く介護予防に活用しています。「バランスよく食べる歌」は、1日の食品量を簡単に歌にしてあり、自身が1日のなかで食品のバランスを意識して食べることができるように作成したものです。

バランスよく食べる歌　　　童謡「みかんの花咲く丘」のメロディーで

> 魚いち　肉いち　卵いち　牛乳ひとつに　豆ひとつ
> 野菜は6皿に　ご飯食べ　おやつは果物　食べましょう♪

3 カルタで遊びながら食について学ぶ

　「群馬県すくすくカルタ」は、子どもが繰り返し遊びながら、食についての知識を学ぶことを目的に平成15年に群馬県で作成された食育教材です。幅広い食に関する内容がカルタに盛り込まれています。栄養や食習慣、農業、食品衛生、食文化など、食に関するさまざまな内容を盛り込み、遊びながら食について楽しく学ぶことができます。読み札裏面にはわかりやすい解説がついていることが特徴です。

　また、読み札を聞いて絵札をとる際、「耳で聞いた情報を判断してすばやく行動する」といった集中力や判断力、瞬発力などの脳の機能をきたえることにつながります。参加者は、久々のカルタに盛り上がり、真剣です。

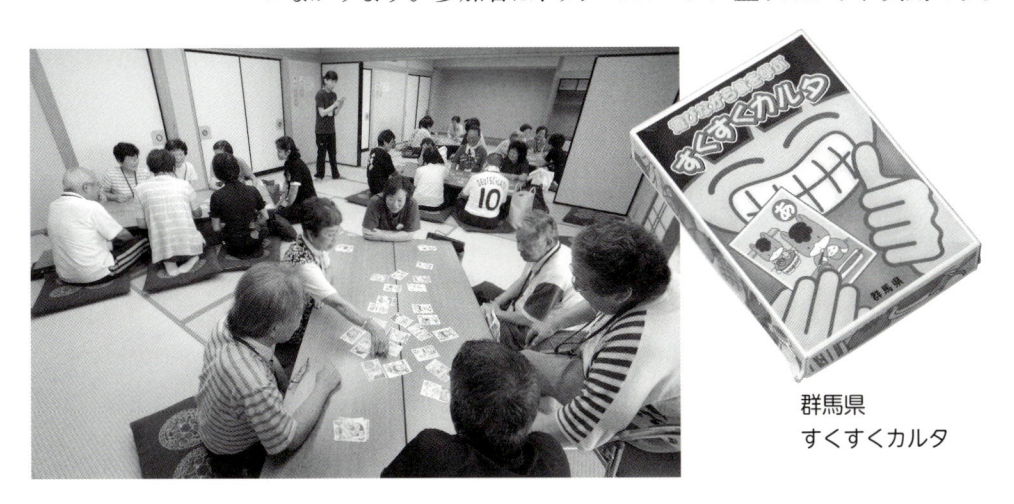

群馬県
すくすくカルタ

「ピンシャン！脳活教室」プログラムの実際と評価

第5・10回 指先を使ってものづくり ❶・❷

目的
・指先を使うことを楽しむ

内容

指先を使って楽しく脳を活性化

　手の指を積極的に動かすことで広い範囲の脳の領域を刺激することになり、脳血流量が増加し脳が活性化することがわかっています。

　ものを書いたり、切ったり、貼ったり、折ったり……。指先を使った趣味をもち、楽しみながら脳を心地よく刺激する習慣が大切です。

レクリエーション
「ものづくり」

　紙バンドを利用した「かごづくり」、折り紙を使った「箱づくり」、メタリックヤーン（ひも）を使った「三角コマ（根付け）づくり」などを実際に行います。ものづくりの講座は、グループ内で協力し合ったり、教え合ったり、できあがった作品をほめ合ったり、コミュニケーションが多いことが特徴です。作品選びは、工程が単純であること（繰り返しの多い作業であること）、1時間程度で作品ができること、みばえがよく実用的であること、材料が安価で自宅でも簡単に取り組めること、男女ともが楽しめるものなどを選びます。

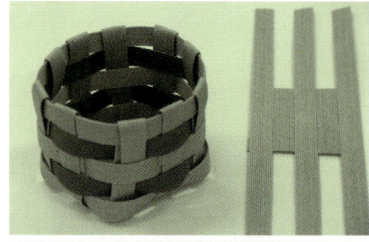

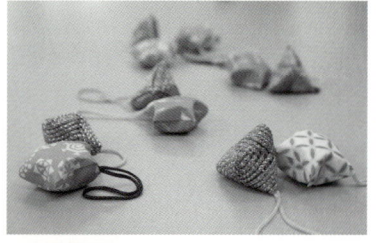

132

第6・9回 懐かしさを楽しむ❶・❷

目的
・懐かしい話を通して、思い出を共有し楽しむ（回想法）

内容

心に残る思い出話を語る、聞く

　自分自身が体験したことを語り合ったり、過去のことに思いをめぐらすことにより、脳の活性化、意欲の向上、情緒の安定、表情が豊かになる、他者への関心が増すなどの効果があります。参加者が、楽しかったこと、心に残る大切な思い出をいっしょに楽しむことが目的です。思い出話を上手にたくさん聞き出して、共感するのが回想法のポイントになります。

レクリエーション
「語り合い」

《テーマの例》
　学校生活・校舎・先生・通学路・得意科目・入学式・卒業式・友だち・遊び・おもちゃ・川遊び・服装・髪型・台所・風呂・季節の行事・町並みなど。

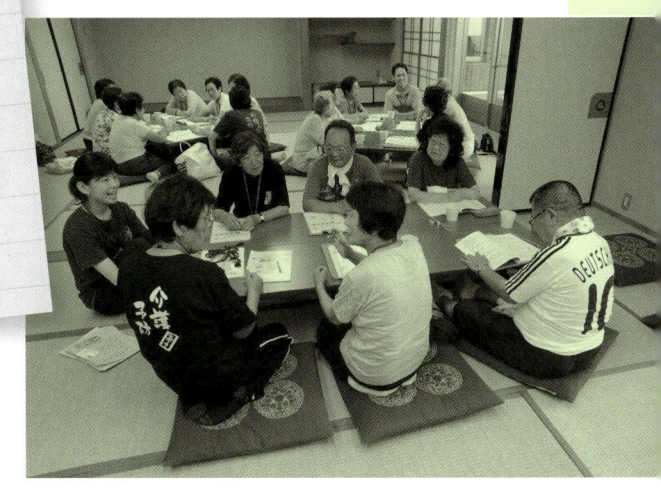

《気をつけること》

回想法は人の心に触れるものです。
・聞いた話を本人の承諾なしに他人に話さない。
・相手を敬う気持ちをもって聞く。
・相手の回想や考え方を否定したり、軽蔑しない。
・回想の内容が間違っていても、非難したり軽蔑したりしない。
・自分の考えを押しつけたり、説教したりしない。
・話したくないことを無理に聞き出さない。
・話すこと、聞くことを両方楽しむ。

第7回 健口づくりで脳力アップ

目的
・脳力アップのための口の健康づくりについて学ぶ

内容

1 お口まわりの健康をチェック！

「口の健康」が維持され、食べ物をしっかり噛むことができると介護予防・認知症予防に効果的です。お口まわりのチェックを行い、口を元気にする生活習慣を学びます。

お口まわりの健康チェック！

- ☐ 口は大きく開きますか
- ☐ 発音・滑舌よく話すことができますか
- ☐ 食事中、食べ物を口からこぼさず食べることができますか
- ☐ よく噛んで食べていますか
- ☐ 硬いものでも食べていますか
- ☐ むせることなく飲んだり、食べたりできていますか

脳力アップのためのポイント

「よく笑う」「よく噛む」「よく聞き、よく話す」を生活のなかで実践する方法を理解します。

2 しっかり話すための演習

レクリエーション
「パ」「タ」「カ」「ラ」体操

唇、舌の動きを良くすることで、表情も豊かになり、食欲もわきます。

〈パ・タ・カ・ラ発音の意味〉
「パ」…唇の動きで、食べ物を口に取り入れる
「タ」…舌を上下に力強く動かすことで食べ物を飲み込む
「カ」…舌の付け根を盛り上げ、食べ物を吐き出す
「ラ」…舌を丸めて、食べ物を喉のほうに送る

例：好きな歌に合わせてパタカラで歌ってみましょう。
青い山脈／ふるさと

レクリエーション
「早口言葉」

早口言葉を練習することで、さまざまな効果が期待できます。
① 呼吸をコントロールする力を高める
② 口唇の閉鎖力を高める
③ 舌の運動能力を高める
④ 口腔周囲の筋力を高め、嚥下機能を高める

できないことを楽しみながらチャレンジします。

パ行	・パンダ、子パンダ、孫パンダ、ひ孫パンダ ・赤パジャマ青パジャマ黄パジャマ ・プリプリ怒るプリンセスにぴりぴり気分のプリンセス
タ行	・この竹垣に竹立てかけたのは竹立てかけたかったから竹立てかけた
カ行	・第一著者　第二著者　第三著者 ・青巻紙、赤巻紙、黄巻紙　東京都特許許可局 ・交響曲、歌曲、協奏曲
ラ行	・狩をする雄ライオン、雌ライオン、子ライオン ・ラッキーボールラッキーボーイラッキーガール

レクリエーション
「前橋市お口アップ体操」

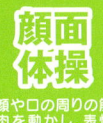

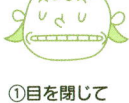

お口アップ体操

顔面体操（顔や口の周りの筋肉を動かし、表情を豊かにします。）
① 目を閉じて「イー」の口、「ウー」の口
② アップップで目を左右に（左右3回）
③ 思いきり口と目をあけて声を出す（2回）
④ 指先で目のまわりを触る
⑤ 唇の中央をつまむ（上・下）
⑥ 頬をつまんで横に引く（2回）

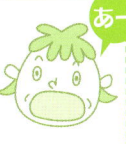

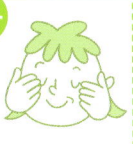

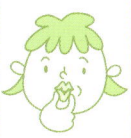

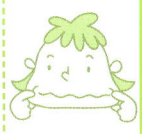

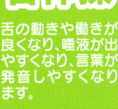

舌体操（舌の動きや働きが良くなり、唾液が出やすくなり、言葉が発音しやすくなります。）
① 舌を出す。引っ込める（4回）
② 舌を上下に動かす（上下3回）
③ 舌を左右に動かす（左右3回）
④ 舌で下唇を内側から押す
⑤ 舌で上唇を内側から押す
⑥ 舌で左右の頬を内側から押す（左右3回）
⑦ 口の中で舌をぐるりと回す（左・右）

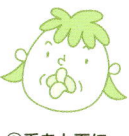

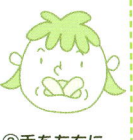

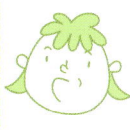

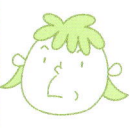

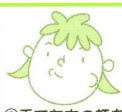

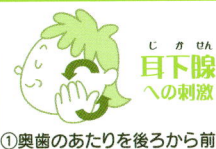

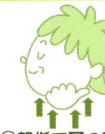

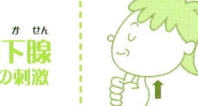

唾液腺マッサージ（唾液がたくさんでるようになり、食べものが飲み込みやすくなります。）
耳下腺（じかせん）への刺激
顎下腺（がっかせん）への刺激
舌下腺（ぜっかせん）への刺激
① 奥歯のあたりを後ろから前にマッサージする
② 親指で耳の下から顎の下までを4ヶ所押す（4回）
③ 両手の親指で顎の下を押す（8回×2）

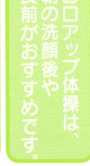

お口アップ体操は、朝の洗顔後や食前がおすすめです。

〜 一生おいしく、楽しく、安全な食生活を営むために、続けることが大切です。〜

第8回 食べることを楽しみましょう

目的
・「食べること」で健康なからだづくり、脳の活性化など生活そのものを楽しむことについて学ぶ

内容

1 いつまでも おいしく 楽しく 食べたい

「食べること」は栄養をとることだけが目的ではありません。「食べること」を楽しむことは、心身機能の向上と生活の質を向上させる効果があります。

いくつになっても食べることに興味を持ち、食を楽しむ気持ちが大切。男性も女性も積極的に台所に立つことを勧めます。料理は認知症予防に効果的ですので、手順を考え、手先を使い、みんなで協力し合うこともよいことです。

・料理教室で仲間づくり
・料理は頭と手先の運動に最適
・思い出の味を再現して楽しむ
・手づくり料理でホームパーティー
・買い物で運動不足解消
・献立づくりで頭の体操

2 チャレンジ！ 脳活クッキング5か条

献立を考え、買い物、冷蔵庫に保存、調理して盛り付け、これほど日常生活で脳を使う作業はありません。料理をしましょう！

目的は、参加者が協力して楽しんでクッキングをすることです。混ぜる、こねる、分ける、茹でる……など、さまざまな作業で会話もはずみます。

1. **1日1回は料理をつくろう**
   脳活クッキングは、とにかく毎日続けることが大切です。
2. **毎日違う料理をつくってみよう**
   簡単な料理でも、材料、切り方、味加減を工夫してみましょう。
3. **どんな料理をつくったか、記録をすることが大切**
   同じ料理をつくってしまわないように、1週間の記録をしてみましょう。
4. **予期しないトラブルはチャンスになる**
   料理中、「間違えちゃった！ どうしたらいいだろう？」と対処法を考えることが脳活です。買い物中の予想外の食材との出会いもチャンスです！
5. **脳をきたえるために必要な栄養をとりましょう**

抹茶白玉団子
ミルクきな粉かけ
（材料4人分）

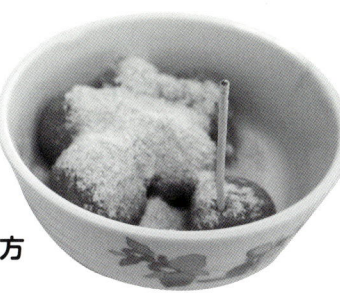

エネルギー　156cal
タンパク質　5.5g
カルシウム　42mg

材料

●白玉団子
- 絹豆腐 150g
- 白玉粉 120g
- 抹茶 小さじ1

●ミルクきな粉
- きな粉 大さじ2
- スキムミルク 大さじ1
- 砂糖 大さじ1強
- 塩 .... 少々

つくり方

① ボウルに豆腐、白玉粉、抹茶を入れ、よく混ぜ合わせる。耳たぶくらいにこねる。
硬いときは水を入れて調節する。

② ①を等分して丸める。

③ たっぷりの湯に入れ、沸騰してから2～3分茹で、水にとりザルにあげる。

④ ミルクきな粉を混ぜ合わせ、団子にかける。
＊抹茶を加えなくてもできます

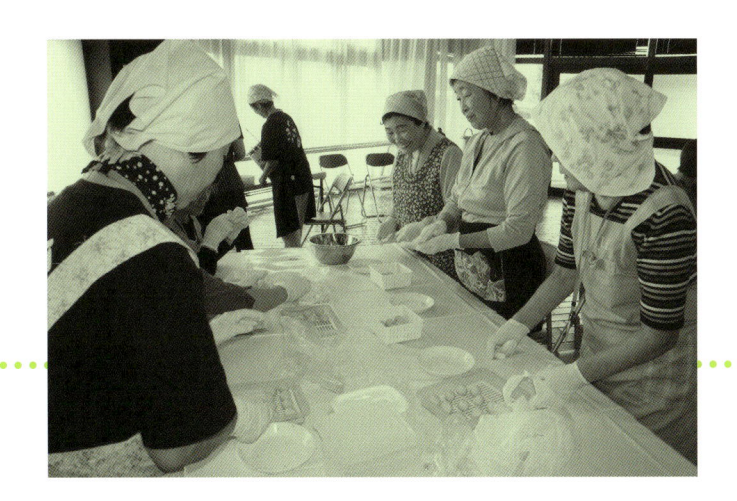

- だれからも好まれ、親しまれている団子、つくり方も簡単です。
- 豆腐が入って、ヘルシー、軟らかくて食べやすい、軟らかさも長持ちします。
- きな粉やみたらしにしておやつ風に……。
  汁物に入れてと……手軽に食べられます。
- ミルクきな粉はスキムミルクが入り、カルシウムアップになります。

第11回 脳を休めよう

目的
・効果的なストレス解消、休息方法を学ぶ

内容

1 脳活のカギは睡眠にあり！

　ストレス（心配事や不安感、肉体疲労感など）を解消し、気分転換をすることが、認知症予防に効果的です。普段の生活のなかでの休息・睡眠について振り返ります。
　□　ストレスを感じたり、怒ることは少ない。
　□　夜、よく眠ることができる。
　□　起きたときスッキリして調子がよい。
　□　日中眠気を感じず快適に過ごしている。
　脳活のカギは、睡眠にあり！　睡眠についての知識を深めます。

ここちよい眠りとすっきり目覚めるための豆知識　　〇×クイズ
❶（×）寝る前に激しい運動をすると、身体が疲れてぐっすりと眠れる。
❷（×）寝ている間は体温が下がっているので、あまり汗をかかない。
❸（〇）太陽の光を浴びると不眠の予防になる。
❹（〇）前日などの寝だめはできない。
❺（×）睡眠時間は、長ければ長いほうがよい。
❻（×）健康的な昼寝の時間は1時間である。

2 ストレス解消法を話し合う

　参加者自身のストレス解消方法についてグループ内で意見を出し合い、全体で発表を行います。
　他の参加者との情報共有を行い、自分自身の休息について考えます。

3 脳活教室修了後の継続に向けて

　脳活教室修了後の運動習慣、体操などの継続に向けて、地域の社会資源の情報を共有します。
　ウォーキングなどの自宅で行う運動の継続以外に、市有施設でのサービスや地域での活動を利用して、社会的交流を続けることが大切です。

第12回 3か月を振り返って

目的
- 3か月間のがんばりを振り返る
- 今後の目標、継続方法を考える

内容

1 「3か月間がんばりました」振り返り

3か月間でがんばったこと、生活の変化、教室に参加した感想などを1人ずつ発表します。脳活に向けたウォーキングや体操、食事、口のケアなど、日々の継続が大切です。

参加者自身がこれから継続していけそうなこと・継続したいことなど、教室が終わってからの生活を考えます。また、脳活性化リハビリテーションの再確認を行い、脳活生活につなげていきます。

2 修了証の授与

一人ひとりに修了証を渡します。その際に、皆勤賞・精勤賞の表彰を行います。
参加者同士が、無事に教室を修了できたことを喜べる雰囲気を大切にします。

修 了 証

_____ 様

あなたは「ピンシャン！脳活教室」に参加され、健康の維持増進のため努力されました。ここに、楽しく修了されたことを証します

平成　年　月　日
前橋市介護高齢課長

第4章 「ピンシャン！脳活教室」プログラムの実際と評価

「ピンシャン！脳活教室」の評価

　評価には事業評価と効果評価があります。事業評価は参加率と参加者の満足度で評価しました。これまで「ピンシャン！脳活教室」は前橋市内にある3つの地区で開催されました。平成22年から23年の2年間で合計142名の高齢者が参加し、参加率は85.3％でした。

　教室の満足度を調査したところ、調査に回答した参加者の9割以上が「非常に満足」あるいは「ある程度満足」と回答しています。

　効果評価とは、認知症予防プログラムが参加者にどのような効果を及ぼしたのかを明らかにすることです。「ピンシャン！脳活教室」の効果評価のため、教室の参加者は認知機能、運動機能などの検査を受けます。教室の前後で同じ内容の検査が合計2回行われ、教室の効果を調べるために結果が比較されます。

効果評価の項目

　効果評価の項目は大きく分けて"認知機能"、"運動機能"、"社会心理要素"、"生活能力"などからなります。以下に「ピンシャン！脳活教室」の効果評価で用いられてきた検査を紹介します。

「ピンシャン！脳活教室」の効果評価に用いられる検査

	検査・課題名	検査の対象となる機能、能力など
認知機能	**ファイブ・コグ検査**（平成22・23年度に実施）	
	手がかり再生課題	エピソード記憶（近時）の検査 体験したことを覚えておく記憶力
	文字位置照合課題	注意分割機能の検査 注意を集中したり、いくつかのことがらを同時に処理する能力
	時計描画課題	視空間認知機能の検査 図形などの形を認知する能力
	★動物名想起課題	言語流暢性の検査 会話をするときに適切な言葉を引き出す能力
	共通単語課題	思考能力の検査 ものごとを理解したり判断したりする能力
	集団式松井単語テスト（平成24年度に実施）	
	★即時再生課題	エピソード記憶（即時）の検査 覚えた言葉をすぐに思い出す能力
	★遅延再生課題	エピソード記憶（近時）の検査 覚えた言葉をしばらくした後に思い出す能力
	山口漢字符号変換テスト	
		注意・実行機能の検査 ものごとを計画立てて作業したり、たくさんの情報を効率よく処理する能力

運動機能	握力	指を曲げて握りしめたときの筋力
	開眼片足秒数	バランス能力
	5m 通常歩行秒数・歩数	歩行能力、歩行スピード
	★ 5m 最大歩行秒数・歩数	歩行能力、歩行スピード
	Functional Reach Test	バランス能力
	★ Timed Up & Go Test	歩行能力、バランス能力、敏捷性
社会心理要素	日常生活満足度評価表（SDL）	クオリティ・オブ・ライフ（quality of life；QOL）の評価。生きがいやその人の人生、生活に対する満足度
	老年期うつ尺度（GDS）	うつ状態の程度
生活能力	老研式活動能力指標	地域で自立した生活を営む能力
社会とのつながり	Lubben 社会ネットワーク指標	家族や友人、知人など、地域でいっしょに暮らしている人々との交流やかかわり合いの内容

- ★印をつけた検査は、厚生労働省のホームページで公開されている「認知症予防事業効果評価実施マニュアル」http://www.mhlw.go.jp/topics/2009/05/dl/tp0501-sankou7-3.pdf でも採用されている検査です。このマニュアルには比較的簡便な方法で効果評価を行う方法が紹介されていますので参考にしてください。
- ファイブ・コグ検査は、軽度認知障害や健康な高齢者の認知機能を集団で検査するために開発された検査です。これまでに他の地域で行われた認知症予防プログラムの効果評価でも多く用いられてきましたが、参加者への負担が大きい点が欠点です。
- 集団式松井単語テストは、記憶した単語をすぐに思い出す能力（即時再生）と、しばらく時間がたってから思い出す能力（遅延再生）を測る検査です。即時再生課題では、読み上げられた10個の単語を覚えながら聞き、読み終えたら用紙に1分間で書き出してもらいます。遅延再生課題は、即時再生課題を行った後いくつか別の認知機能検査を行ってから行うもので、初めに覚えた10個の単語をもう一度思い出して書き出してもらいます。
- 山口式漢字符号変換テストは、注意力と実行機能を測る検査です。実行機能とは、ものごとを計画立てて作業したり、たくさんの情報を効率よく処理する能力のことです。検査では、初めに「赤」「黄」「緑」のような色を表す漢字と「□」「×」「△」のような符号が示されます。それぞれの漢字と符号は、「赤」と「□」、「黄」と「×」のように組み合わせが決められています。検査用紙には数十個の漢字が数列に並べられており、それぞれの漢字に対応した符号を指定時間内にできるだけたくさん書き込んでいきます。

山口漢字符号変換テスト

「赤」「黄」「緑」のような色を表す漢字と、「□」「×」「△」のような符号があり、それぞれの組み合わせが決められています

赤	黄	緑		赤	緑	黄	緑	赤	黄	緑	黄	赤
□	×	△		□	△	×	△	□	×			

決められた色と符号の組み合わせに従って、下の段に合う符号を書き入れていきます

- 認知機能検査のほかには、参加者の運動機能の変化を調べるために握力や歩行能力、バランス、敏捷性などの検査を行っています。社会心理要素についてはクオリティ・オブ・ライフ（quality of life；QOL）やうつ状態の程度について調べています。その他、参加者が日ごろの生活を自立して営む能力や、地域の人々とのかかわり合いの状況などについても調べています。

教室参加者にみられた効果

前後2回の評価を比較すると、「ピンシャン！脳活教室」参加者には認知機能が向上するなどさまざまな効果が認められました。教室の参加者全体で統計的に認められた効果を以下に紹介します。

❶ 注意分割機能が向上

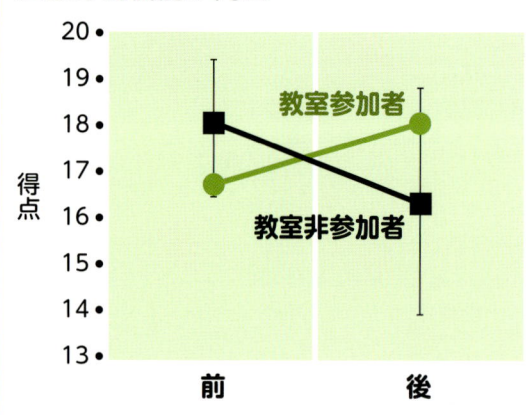

注意分割機能とは、注意を集中したり、いくつかのことがらを同時に処理する能力のことです。普段の生活では、例えば料理をつくるときに、一度に何品かを同時進行でてきぱきとつくるような場面でこの能力が用いられます。注意分割機能はファイブ・コグ検査の「文字位置照合課題」という検査で測定されます。

注意分割機能は、認知症の発症に先立って認知機能が低下を始めた軽度認知障害の段階で低下しやすいといわれています。「ピンシャン！脳活教室」には認知機能がやや低下した方（軽度認知障害）も参加しています。特にそのような参加者において、注意分割機能が教室修了後に向上しました。このことは、教室で実施したプログラムが認知機能の低下を抑制する効果があることを示しています。

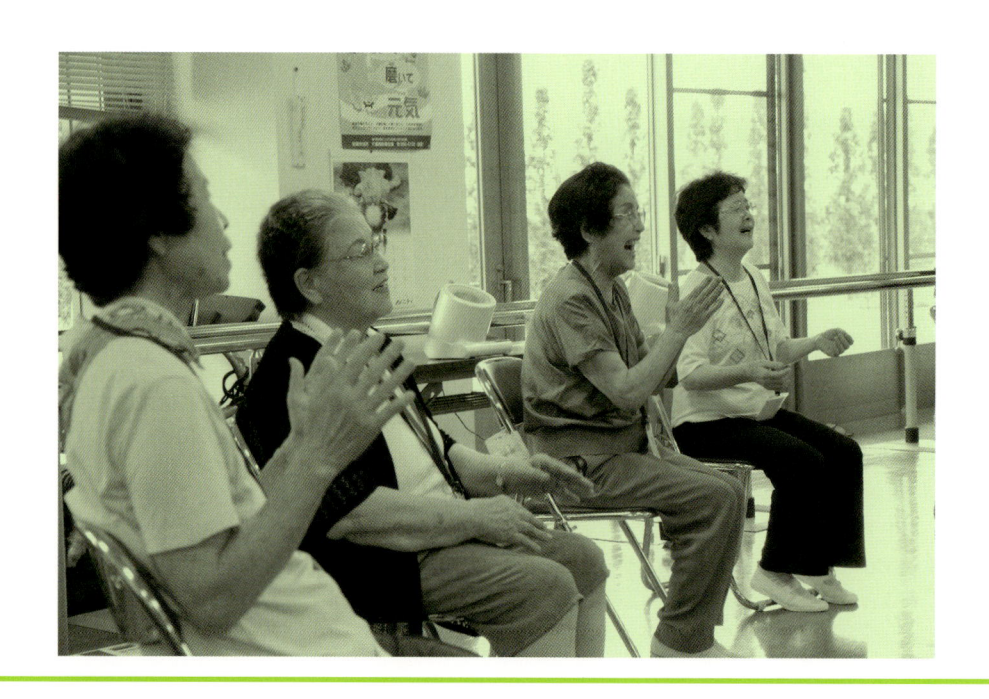

注意分割機能が向上

❷ 思考能力が向上

　思考能力とは、ものごとを理解したり判断したりする能力です。思考能力は脳のなかでも前頭前野の機能が関係しています。前頭前野は、思考能力をはじめ感情、意欲、学習など、人がいきいきと生活していくために欠かせない機能を担っている脳の部位です。先ほど紹介した注意分割機能も前頭前野のはたらきとかかわりがあります。思考能力はファイブ・コグ検査の「共通単語課題」という検査で測定されます。

　「ピンシャン！脳活教室」のプログラムは、参加者同士が楽しく交わりながら頭をはたらかせるように考え出されています。教室の参加者は、思考能力が教室修了後に向上しました。このことは、「ピンシャン！脳活教室」のプログラムが前頭前野の機能を刺激して、そのはたらきを活性化したことを裏づけています。

思考能力が向上

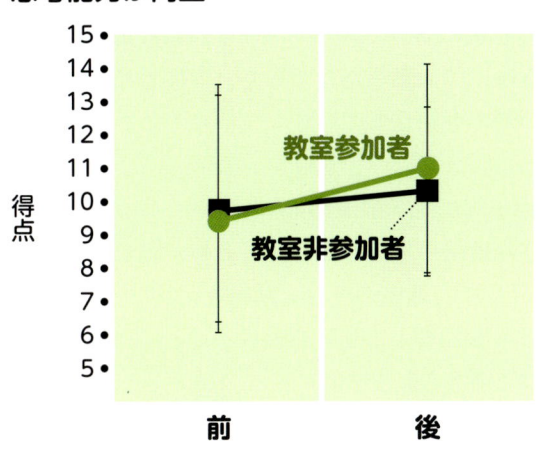

クォリティ・オブ・ライフ（QOL）が向上

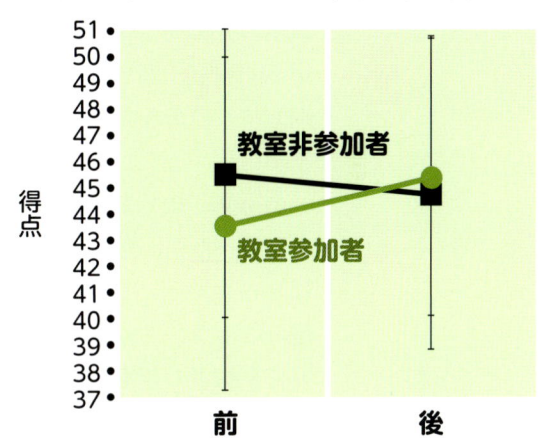

❸ クオリティ・オブ・ライフ（QOL）が向上

　クオリティ・オブ・ライフ（quality of life；QOL）とは、その人にとっての生きがい、人生や生活に対する満足度を意味します。「ピンシャン！脳活教室」参加者のQOL評価には日常生活満足度評価表（Satisfaction with daily life；SDL）を用いました。SDLは身体機能・家族関係・社会的交流・勤労生活・教養・レクリエーション・経済面のそれぞれの項目について満足度を調べて得点に表す方法です。教室に参加した高齢者のグループは、同じ時期に教室へ参加しなかったグループと比較してQOLの得点が向上しました。

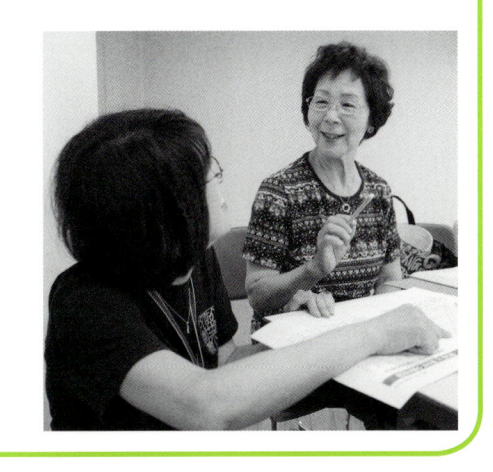

「ピンシャン！脳活教室」のプログラムは、参加者同士が楽しく交わるなかで役割を演じて能力を発揮するように工夫されています。教室の回を重ねるごとに、参加者同士の会話やグループでの共同作業が増え、参加者は互いの性格や適性、能力がわかるようになります。やがてグループのなかで一人ひとりの役割が生まれ、信頼関係が形成されていきます。ともに楽しくいっしょに活動へ取り組んだ経験は、参加者の認知機能によい影響を及ぼすだけでなく、教室や自分自身の生活全般に対する満足感につながったものと考えられます。

教室修了後の評価と参加者の支援

　地域で開催される教室型の認知症予防プログラムの開催期間は、一般的には3か月から長くても半年程度です。認知症予防の効果は、認知症になりにくい生活習慣を長期的に継続することによって示されます。ある自治体は、認知症予防プログラムが修了してから半年程度で参加者へアンケートを行い、生活習慣の変化や自主グループ活動の状況について調べています。このように、一定期間教室に参加したことによる短期的な効果だけでなく、参加者に対して長期的にどのような効果が及んでいるかを継続して評価していくことが求められます。

　教室修了後も参加者が地域で自主的に認知症予防に取り組めるようなしくみをつくったり、意欲を高めるようなはたらきかけを行うことも大切です。例えば「ピンシャン！脳活教室」のように、地域のサロン活動を活用することや、地域のボランティアが教室修了後も参加者との交流を続けることは、長期的にみて参加者の認知症予防に役立つと考えられます。

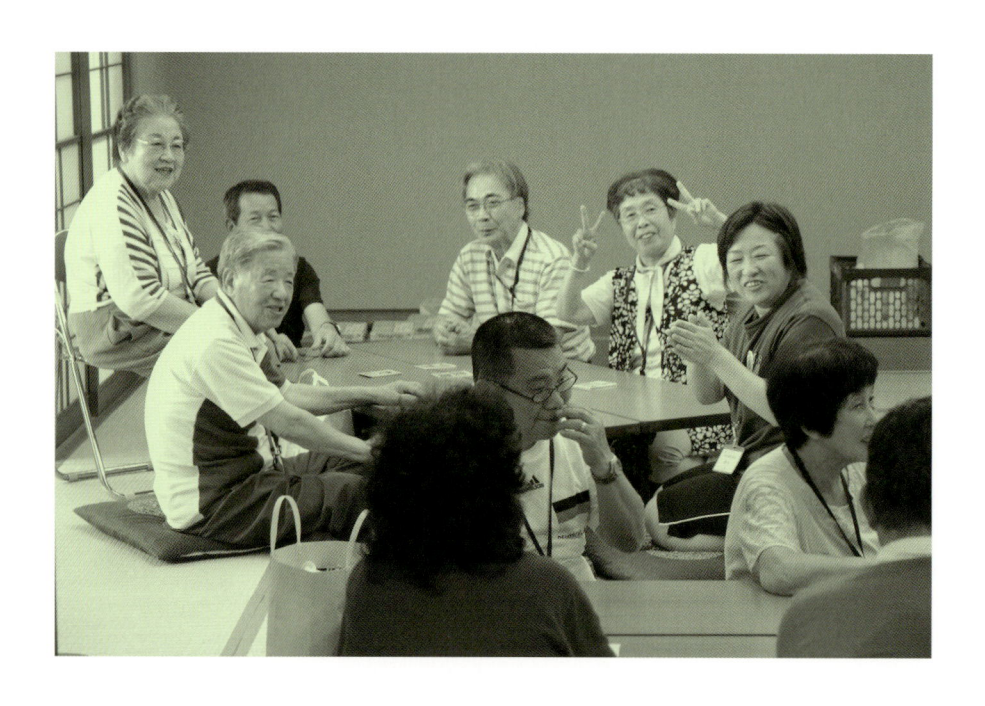

教室で行われた検査の結果を参加者へ知らせることは、参加者が達成感を感じたり、教室修了後も認知症予防を継続していくための意欲を高めることにつながります。厚生労働省のホームページで公開されている「認知症予防事業効果評価実施マニュアル」http://www.mhlw.go.jp/topics/2009/05/dl/tp0501-sankou7-3.pdf では、個人ごとの検査結果を1枚のシートに図示して、参加者へ配布する方法が紹介されています。この方法では、参加者の検査結果を教室開始時と修了時とで比較して、どの機能がどの程度変化したのかをシートに示しています。検査の得点をそのままシートに掲載するのではなく、教室開始時の得点を100％として、修了後に何％になったのかという改善率がグラフで示されています。これは参加者同士が検査得点の優劣を比べ合うなどして、場合によっては参加者の気持ちを落ち込ませてしまうようなことを防ぐための配慮です。

個別報告書に示す検査結果の例

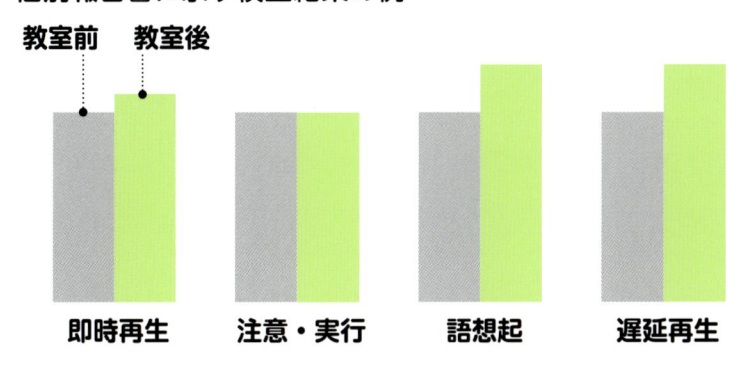

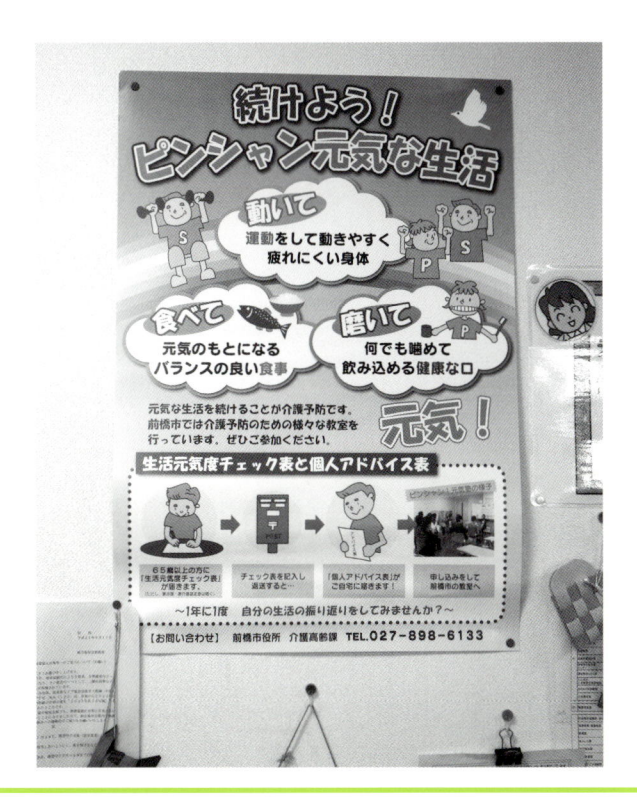

教室前　教室後

即時再生　注意・実行　語想起　遅延再生

第5章

プログラムの実施とその後の継続に向けて

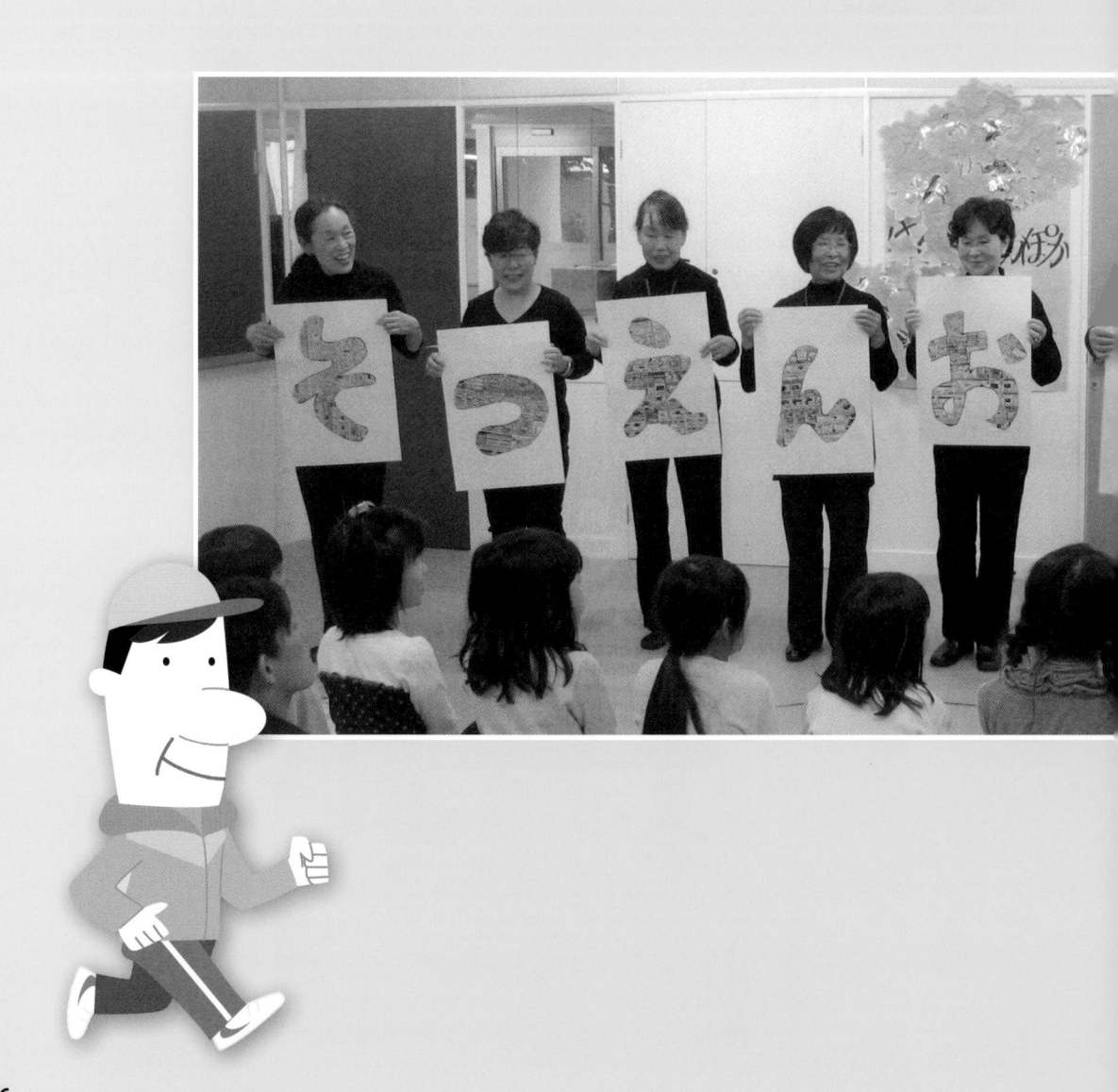

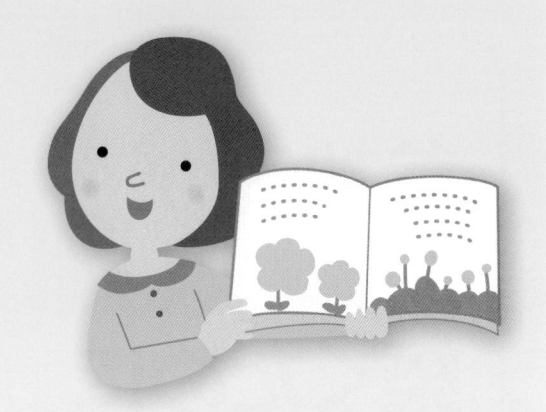

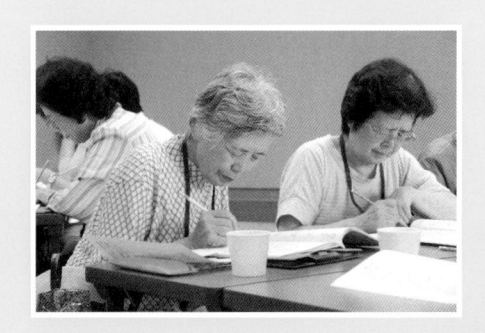

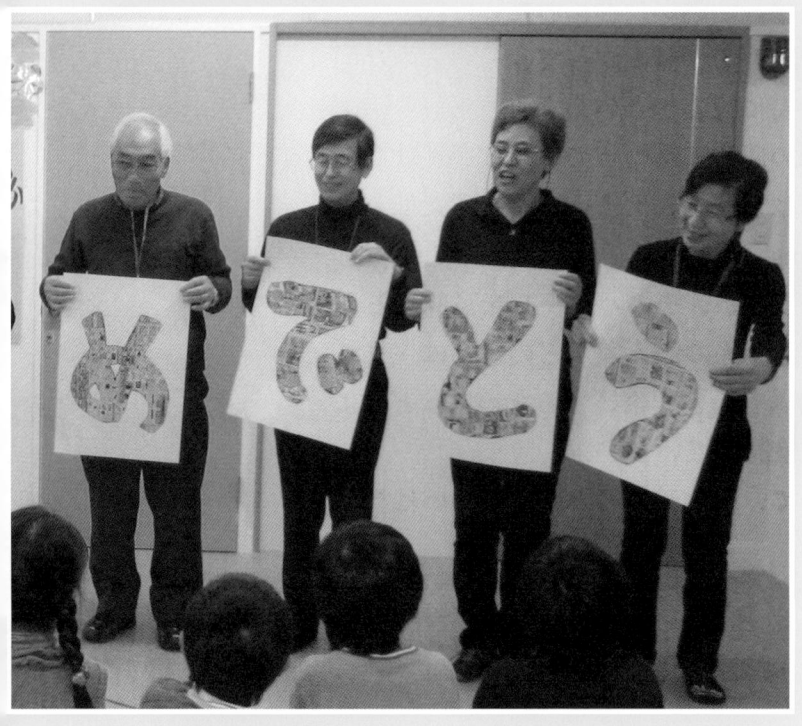

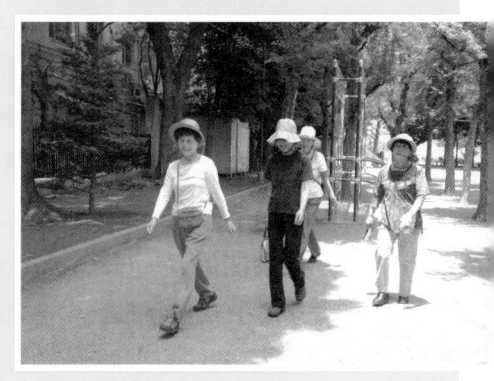

> プログラムの実施とその後の継続に向けて

参加者が助け合える関係を築くために

　本章では、プログラムの参加者が互いの活動をサポートし合う関係を築くための、運営上の対策について検討します。

　どのプログラムにおいても、複数の参加者がともに活動することを考えると、参加者同士が良好な関係を築けるかどうかは、プログラムが成功するための1つの条件になります。特に、参加者同士の励まし合い・支え合いは、活動が長期にわたって続いていくためのカギでもあり（第3章参照）、したがって、そのような関係は、結果的に認知機能の維持に役立つといえます。

　そこで本章では、社会関係の研究に基づいて、参加者が助け合いの関係を築けるよう促すにはどうすればよいのかを考えてみます。社会関係（social relationships）とは、人々が周りの人とのようにやりとりし、つきあうのか、そのパターンを意味する言葉です[1]。この研究では、社会関係の個人差がどのように生まれるか、そして、人々が社会関係を築き、維持するためにはどのようなはたらきかけが必要かを検討しています。

　プログラムの参加者にとって、他の参加者とのつきあいは社会関係の1つだといえます。だとすれば、社会関係の研究は、参加者同士が活動を支え合う関係を築くためのヒントになるはずです。

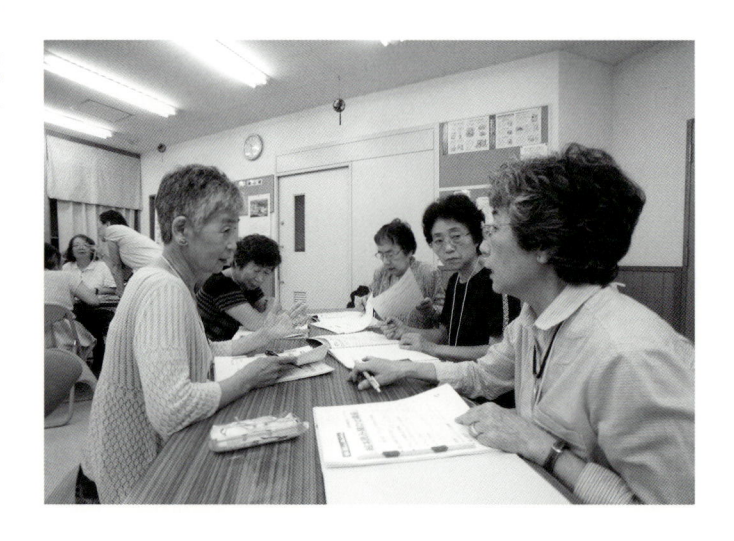

1　関係の築き方における違いを把握する

　他の参加者との支え合いの関係が、プログラムの活動を継続する動機づけになるのだとしたら、逆に、他の参加者となじめない場合、活動を途中でやめてしまうリスクが高くなるといえます。そのような参加者は、基本的には、活動状況を注意深く観察することで発見することになります。しかし、どのような人が他の参加者となじみにくいのか予測できれば、そのような参加者の発見は、より効率よくできるようになるでしょう。したがって、それぞれのプログラムにおいて、どのような特徴をもつ人が他の参加者と親しい関係を築きにくいのか、その傾向を把握しておくことは、参加者の脱落を防ぎ、全員が活動を継続するための運営上の対策を練るうえで役に立つと考えられます。

❶ 何が・どのように社会関係の個人差を生み出すか？

　この傾向と対策を考えるうえで、社会関係の研究は1つの手がかりとなります。社会関係の研究では、年齢や性別、学歴や職歴など、人々の「背景」となる要因によって、社会関係のあり方が異なることが、一貫して示されています[2]。

　性別や年齢、現在や過去の仕事によって社会関係のあり方が異なるというのは、プログラムにおける参加者同士の関係にもあてはまる可能性があります。つまり、他の参加者と打ち解けられるかどうか、支え合いの関係が築けるかどうかは、これらの要因によって参加者の間に違いがみられる可能性がある、ということです。

> **社会関係に違いが生じるのはなぜ？**
>
> 　年齢や性別、学歴や職歴によって社会関係のあり方が異なる理由のひとつは、これらの要因が人づきあいのための"資源"(体力・時間・経済的余裕など)に違いを生じさせるからだといわれています[3]。たとえば、年齢による体力の衰えは、人と積極的に付き合う余裕を少なくさせるかもしれません。逆に、仕事や子育てに忙しい中年期は、人と会う時間的余裕を少なくさせる可能性があります。また、そのときどきの経済的余裕も人とのつきあい方に影響しますが、これには、現在および過去の仕事や収入が関係してくるといえるでしょう。
>
> 　これらの要因は人づきあいのための"機会"(どのような相手との、どのようなつきあいを経験しているか)にも差を生じさせます[4]。たとえば、男性よりも女性のほうが地域とのつながりが多いという性別による差は、日本をはじめ、さまざまな国で報告されています[2]。これは、子育てを通じて昔から地域の同世代の親と交流があるなど、家族のなかでの男女の役割の違いと、それにともなう地域関係の差を反映しているといえます。男性にとっては、むしろ、会社などの組織における人づきあいと、そこでの振る舞い方のほうが"得意"かもしれません。

❷ 男女で異なる「支え合いの関係」への評価

　他の参加者との関係の築き方がこれらの要因によって異なる様子を、過去にプログラムを実施した際のデータを使って具体的にみてみましょう。

　図は、第3章で紹介したウォーキングプログラムを実施した際、互いの関係についての参加者の評価が、時間とともにどのように変化していったかを、男女別に示したものです（つまり、この図は、ウォーキングプログラムの参加者同士の関係が、性別という要因によってどのように異なるかを示したものだといえます）。

**プログラム開始以降の
グループメンバーとの関係に対する評価の変化**

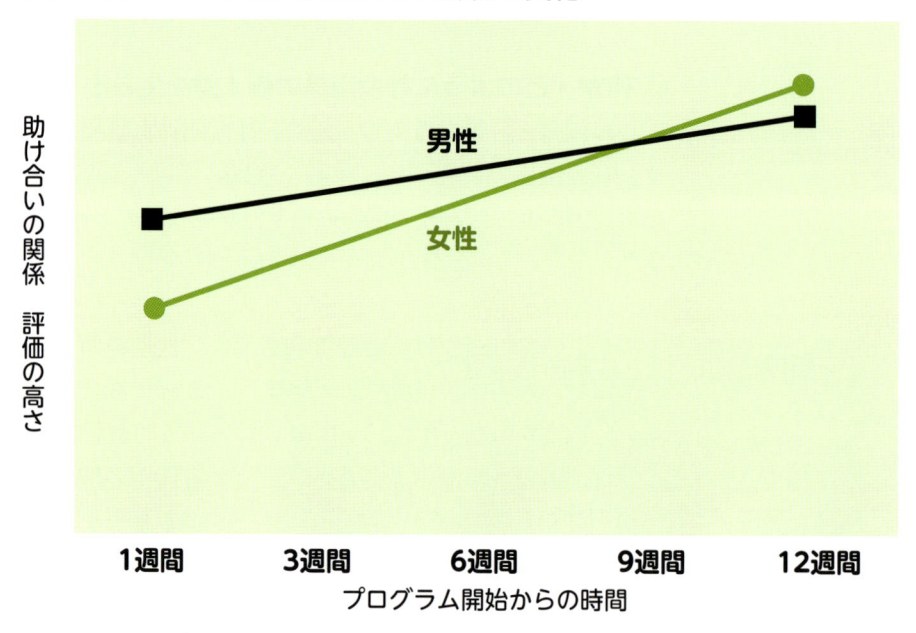

縦軸：助け合いの関係　評価の高さ
横軸：プログラム開始からの時間
1週間　3週間　6週間　9週間　12週間

（男性・女性の2本の線。男性は1週間時点で高めから始まり緩やかに上昇。女性は1週間時点で低めから始まり急に上昇し、12週間時点では男性を上回る）

　グラフの横軸は、プログラムを始めてからの時間を表します。筆者らは、参加者に対して定期的にアンケートをお願いし、いっしょにウォーキングをするグループメンバーとの間に、支え合いの関係がどの程度できているかを評価してもらいました。グラフの縦軸はこの評価の高さを表しており、上にいくほど、「みんなが互いに支え合う関係ができている」と評価していることを意味します（なお、このデータの分析には潜在成長曲線モデルという方法を使いましたが、内容が複雑になるのを避けるため、詳細は省略します）。

　図をみてみると、メンバーとの関係、そして、それがプログラム開始以降どのように変わっていったかは、男性と女性で違っていることがわかります。

　開始当初においては、男性は女性よりも「メンバーどうし互いに支え合っている」と強く感じているようです。ただし、男性の場合、グループ関係についての評価の高まり方はゆるやかです。つまり、開始当初に感じていた支え合いの関係が、それほど大きくは変化しない様子がうかがえます。

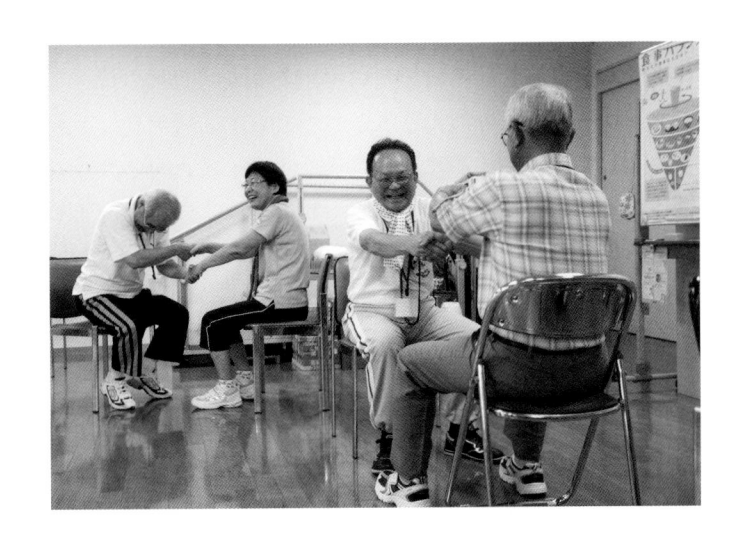

女性の場合、少なくとも初期においては、支え合いの関係は男性ほど強くは感じていないようです。しかし、女性は支え合いの関係の"伸び率"が男性よりも大きいようです。というのは、時間がたつにつれ、支え合いの関係に対する女性の評価はぐんぐん高くなっており、最終的には男性を追い越してしまっているからです。女性による評価がこのペースで高くなれば、評価の男女差はますます大きくなるでしょう。

　このデータに基づけば、参加者が支え合いの関係を築けているかについて、プログラムの運営者が特に注意をはらうべき時期は、参加者の性別によって異なる可能性があります。図が示すとおり、開始当初においては、女性は男性ほど「支え合いの関係ができている」と感じていない傾向がみられます。だとすれば、プログラムを始めたばかりの時期に、ほかの人とうまく関係が築けているか、特に注意してみておく必要があるのは、女性の参加者かもしれません。

　一方、男性の場合は、開始当初からの関係の"伸び率"が女性ほど大きくない傾向がみられます。だとすると、プログラムを始めたころに「支え合いの関係ができている」と感じていない男性の場合、その後も評価に大きな変化が起きにくいため、時間がたっても、支え合いの関係をそれほど強くは感じていない可能性があります。したがって、プログラム開始からしばらくたった後に他の参加者との関係がどうなっているか、特に注意が必要なのはどちらかといえば男性であり、なかでも、開始当初における支え合いの関係への評価が低い男性については、特にフォローが必要になるかもしれません。

　性別による関係の築き方のこのような違いは、あくまで男性と女性にみられる傾向であり、男性ならば・女性ならば必ずこうなる、という絶対的な違いではありません（例えば、女性のなかには開始当初においても、「支え合いの関係ができている」と男性以上に強く感じている人もいるかもしれません）。したがって、参加者の関係の築き方について、これらの情報だけで完全に予測することはできません。

　しかし、これらの要因による違いを把握しておくことは、何の準備もなくプ

ログラムを実施し、その場その場で対策を"ひねり出す"より、ずっと効率よくフォローの方法を考えることができます。何より、年齢や性別などは、参加者に関して比較的集めやすい情報なので、それらの要因に応じた傾向と対策を練ることは、実践的にもそれほど難しいことではありません。プログラムをスムーズに実施し、活動が長く継続されていくことを望む運営者にとって、これらの要因が参加者の関係に与える影響を考慮した運営方法を考える意味は少なくありません。

2 助け合いの関係を築くためのはたらきかけ

社会関係の研究の1つに、サポート介入（support interventions）についての研究があります。この研究では、人々が互いを助け合う関係を築くために必要な、第三者のはたらきかけが検討されています。ここでは、サポート介入の研究を参考に、プログラムの参加者同士に支え合いの関係が生まれるためにはどのようにすればよいかを考えてみます。

共感性を育むコミュニケーション

サポート介入の研究が用いる心理学の理論に、エンパシー（empathy）の理論があります。共感性とも訳されるこのエンパシーは、ほかの人の状況や抱える問題、その人の感情を理解しようとする心理特性です[5]。

研究によると、問題を抱えている人を前にしたときの人々の反応は、エンパシーの程度によって変わるといわれています。

エンパシーが低い場合、人は相手から物理的・心理的に距離を置こうとします。私たちは困っている人に出会うと、動揺したり、不安な気持ちになったりしますが、この動揺や不安をしずめるための方法として、相手と距離を置こうとするのです。

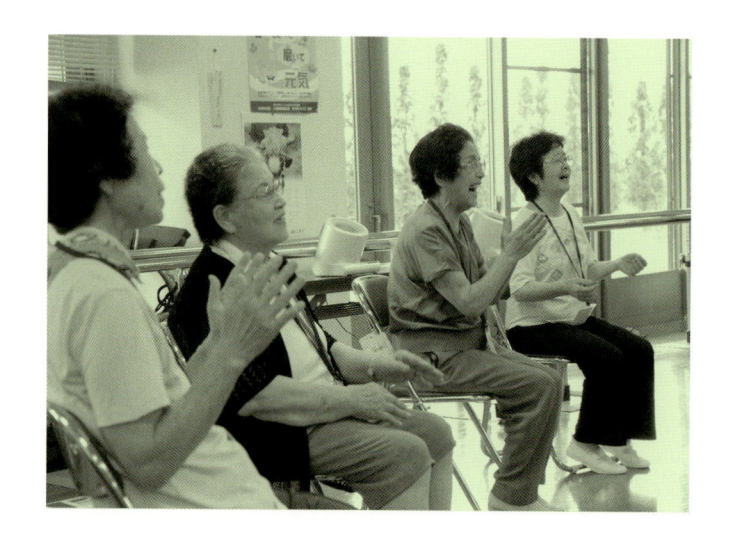

しかし、エンパシーが高い場合、相手の抱える問題に寄りそい、いっしょに考えようという姿勢が生まれます。例えば、同じプログラムの参加者が、何かの事情から参加をやめることを考えていると知ったとき、この人が何とか続けられる方法はないか、そのために自分には何ができるかを考えてみるのは、エンパシーが高まっている場合の反応です。

　このエンパシーは、相手と自分との間に類似性をみいだすことによって高まることがわかっています[5]。そこで、助け合いの関係を築くためのはたらきかけであるサポート介入では、対象となる人々が自分自身について語り合うコミュニケーションの機会を増やすという方法をとることがあります。このようなコミュニケーションを通して、過去の経験や抱えている悩みなどに「自分と似ているところがある」とお互いに感じられれば、それを糸口として、エンパシーが高まっていく可能性があるからです。

　この方法は、プログラム参加者の間にエンパシーを高めるのに応用できます。参加者は皆、認知機能の維持に関心をもって集まっている人々であり、その意味では必ず共通点があります。そこで、認知機能にどんな関心や心配事があるか、また、どうしてプログラムに参加しようと思ったのか、などを参加者同士で話し合う機会をもてば、「あ、この人も同じ不安を抱えているんだ」、「参加の動機はみんな似ているのね」と、互いの共通点、すなわち類似性を理解できることでしょう。この類似性の理解が、参加者のエンパシーの向上につながるのです。

　エンパシーが高まれば、プログラムの活動を皆が続けられるよう、互いにサポートし合う関係が築かれていくきっかけとなります。参加者が互いの類似性をみいだせるよう運営者がはたらきかけることは、皆がフォローし合って活動が継続されていくための基礎づくりになるのです。

3　「似ていないもの同士」がともに活動するメリット

　ここまでの話から、「いっしょに活動する参加者は『似たもの同士』がよいのでは」と思われたかもしれません。例えば、性別や年齢によって関係の築き方が異なるのなら、同性同士や年の近い者同士のほうがうまく関係を築けるように思えます。また、互いの類似性に気づくことで助け合いの基礎となるエンパシーが高まるのなら、性別や年齢が同じほうが効果的に感じられるかもしれません。

　しかし、プログラムを実施してみると、参加者が「似たもの同士」だからといって、必ずしもスムーズに関係を築いたり、活動の継続に効果的であったりするわけではない例が見受けられました。例えば、第3章のウォーキングプログラムを筆者らが実施した際、参加者の活動状況を追ってみたところ、メンバーが全員同性のグループが解散してしまう一方、男女混合グループが和気あいあいと活動を続けていた、ということもありました。

そこで、本章では最後に、「似たもの同士」でないことが活動の継続にプラスにはたらく"逆説"について考えてみたいと思います。ここでは特に、参加者の性別という要素を取り上げ、男女混合グループで参加するメリットを社会心理学の研究をもとに検討します。

男女で異なる、2つの相互協調性

社会心理学で用いられる概念の1つに「相互協調性（interdependence）」があります。相互協調性とは、他者とのつながりに気を配り、それを維持しようと努める心理のことです。この社会で生きている以上、人は他者とのつながりなしで存在することはできないため、この相互協調性は、どんな人も多かれ少なかれもち合わせている心の性質です。

この相互協調性には男女差があることがわかっています[6]。

女性に顕著なのは、個々の関係それぞれに気を配り、一人ひとりとの絆を維持しようと努める「関係的相互協調性（relational interdependence）」だといわれています。例えば、自分にとって大事なつながりをあげるよう求められると、女性は男性よりも、「夫との関係」「娘との関係」「職場の友人の○○さんとの関係」というように、個別的で具体的な関係をあげやすい、という研究結果が報告されています。

一方、男性に顕著なのは、自分とかかわりのある人々を集団としてとらえ、その集団のまとまりが維持されるよう努める「集団的相互協調性（collective interdependence）」だといわれています。自分にとって重要なつながりをあげるとき、男性は女性とは対照的に、「自分の家族」「職場の同じチームの仲間」といった集団をあげることが多いのです。

誤解しないようつけ加えておくと、これは「女性は関係全体に気を配っていない」とか、「男性は個々の絆を大切にしていない」ということを意味しているわけではありません。そうではなくて、これらの研究が示唆しているのは、男性と女性とでは社会関係のとらえ方が異なる、ということです。また、前にも述べたとおり、研究から示された男女差というのは、あくまで「このような性質は、男性あるいは女性のほうに比較的みられやすい」という傾向なのであり、「男性あるいは女性にしか、このような性質はみられない」という絶対的な差ではありません。

しかし、得意とする相互協調性が男女で違うのだとしたら、男女混合のグループで活動することのメリットが理解できます。グループ関係を維持し、活動をスムーズに行っていくためには、関係的、集団的、どちらの相互協調性も不可欠だからです。

グループのメンバーそれぞれが仲良くやっていくためには、個々のつながりを維持するための能力が必要であり、これは、関係的相互協調性が顕著な女性が力を発揮できる分野だといえるでしょう。一方、活動の継続を目的として、メンバーが組織的に動くためには、全体としてのまとまりを維持する能力

も必要であり、これは集団的相互協調性が顕著な男性の得意分野だといえるでしょう。

　もちろん、得意とする相互協調性には男女差だけでなく個人差もあります。したがって、実際の様子をみることなく、男性と女性で常に役割を分けるのは適切とはいえません。しかし、男女差も含め、各自が得意とする相互協調性に違いがあるとしたら、「似たもの同士」を固めてしまうより、それぞれが得意とする関係の築き方を生かす活動の仕方を考えるほうが有益だといえるでしょう。この節の冒頭で、協力し合ってウォーキング活動を続けている男女混合グループについて触れましたが、これも、2つの相互協調性がうまく統合された例だと解釈することもできるのです。

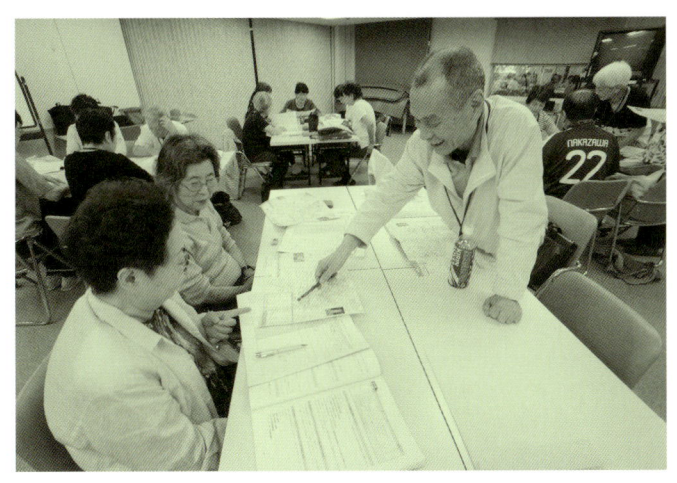

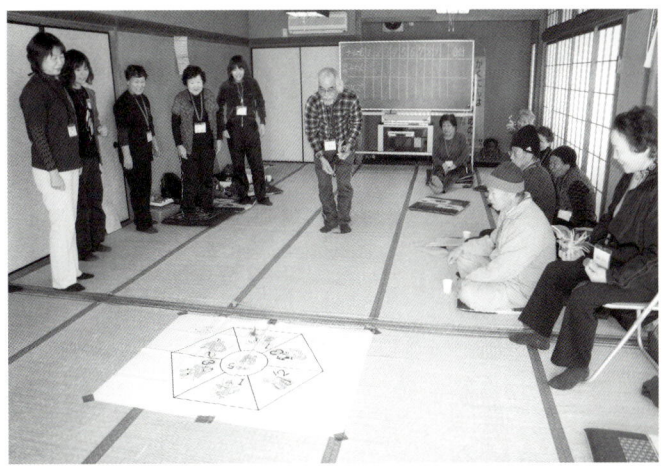

参考文献

序章　認知機能低下の背景と予防戦略

1) Kivipelto M, Helkala EL, Laakso MP, et al: Midlife vascular risk factors and Alzheimer's disease in later life: longitudinal, population based study. BMJ 322: 1447-1451, 2001.
2) Bissels GJ, Staekenborg S, Brunner E, et al: Risk of dementia in diabetes mellitus: a systematic review. Lancet 5: 64-74, 2006.
3) Reiman EM, Chen K, Langbaum JBS, et al: Higher serum total cholesterol levels in late middle age are associated with glucose hypometabolism in brain regions affected by Alzheimer's disease and normal aging. Neuroimage 49: 169-176, 2010.
4) Ownby RL, Crocco E, Acevedo A, et al: Depression a factor for Alzheimer's disease: systematic review, meta-analysis, and metaregression analysis. Arch Gen Psychiatry 63: 530-538, 2006.
5) Jaussent I, Bouyer J, Ancelin ML, et al: Excessive sleepiness is predictive of cognitive decline in the elderly. Sleep 35: 1201-1207, 2012.
6) Bendlin BB, Carlsson CM, Gleason CE, et al: Midlife predictors of Alzheimer's disase. Maturitas 65: 131-137, 2010.
7) Anstey KJ, Mack HA, Cherbuin N: Alcohol consumption as a risk factor for dementia and cognitive decline: meta-analysis of prospective studies. Am J Geriatr Psychiatry 17: 542-555, 2009.
8) Scarmeas N, Stern Y, Mayeux R, et al: Mediterranean diet, Alzheimer's disease, and vascular mediation. Arch Neurol 63: 1709-1717, 2006.
9) Devore E, Grodstein F, Rooji F, et al: Dietary antioxidants and long-term risk of dementia. Arch Neurol 67: 819-825, 2010.
10) Rovio S, Kareholt I, Helkala EL, et al: Leisure-time physical acitivity at midlife and the risk of dementia and Alzheimer's disease. Lancet Neurol 4: 705-711, 2005.
11) Laurin D, Verreault R, Lidsay J, et al: Physical activity and risk of cognitive impairment and dementia in elderly persons. Arch Neurol 58: 498-504, 2001.
12) Abbott RD, White LR, Ross GW, et al: Walking and dementia in physical capable elderly men. JAMA 292: 1447-1453, 2004.
13) Lautenshlager NT, Cox KL, Flicker L, et al: Effect of physical activity on cognitive function in older adults at risk for Alzheimer disease: a randomized trial. JAMA 300: 1027-1037, 2008.
14) Ritchie K, Carriere I, Ritchie CW, et al: Designing prevention programmes to reduce incidence of dementia: prospective cohort of modifiable risk factors. BMJ 341: c3885, 2010.
15) Wilson RS, Mendes de Leon C, Barnes LL, et al: Participation in cognitively stimulating activities and risk of incident Alzheimer's disease. JAMA 287: 742-748, 2002.
16) Verghese J, Lipton RB, Katz MJ, et al: Leisure activities and the risk of dementia in the elderly. N Engle J Med 348: 2508-2516, 2003.

17) Fratiglioni L, Wang HX, Kjerstin Ericsson BA, et al: Influence of social network on occurrence of dementia: a community-based longitudinal study. Lancet 355: 1315-1319, 2000.
18) Hakansson K, Rovio S, Helaka EL, et al: Association between mid-life marital status and cognitive function in later life: population based cohort study. BMJ 339: b2462, 2009.

第1章　対象者のスクリーニングとプログラムの選択

1) Winblad B, Palmer K, Kivipelto M, et al: Mild cognitive impairment-beyond controversies, towards a consensus: report of the International Working Group on Mild Cognitive Impairment. Journal of Internal Medicine 256(3): 240-246, 2004.
2) Petersen RC, Morris JC: Mild Cognitive Impairment as a Clinical Entity and Treatment Target. Archives of Neurology 62: 1160-1163, 2005.
3) Artero S, Petersen R, Touchon J, Ritchie K: Revised criteria for mild cognitive impairment: validation within a longitudinal population study. Dementia and Geriatric Cognitive Disorders 22:465-470, 2006.
4) 介護予防マニュアル（改訂版:平成24年3月）：第7章 認知機能低下予防・支援マニュアル. http://www.mhlw.go.jp/topics/2009/05/dl/tp0501-1_08.pdf
5) 加藤伸司, 下垣光, 小野寺敦志, 植田宏樹, 老川賢三, 池田一彦, 小坂敦二, 今井幸充, 長谷川和夫：改訂長谷川式簡易知能評価スケール（HDS-R）の作成. 老年精神医学雑誌 2(11)：1339-1347, 1991.
6) 財団法人日本公衆衛生協会：介護保険制度の適正な運営・周知に寄与する調査研究事業　今後の介護予防事業のあり方に関する研究報告書（平成21年3月）.
7) 矢冨直美, 宇良千秋：地域型認知症予防プログラムの意義：地域型認知症予防プログラム実践ガイド. 東京, 中央法規出版, pp.55-56, 2008.
8) Bandura A: Self-efficacy: Toward a unifying theory of behavioral change. Psychological Review 84: 191-215, 1977.

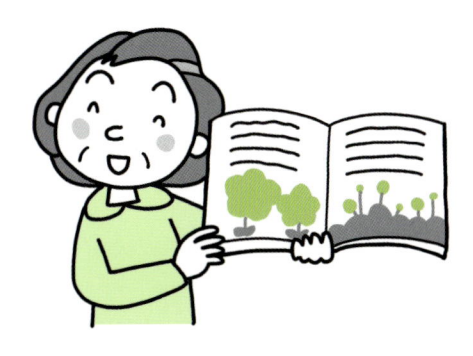

第3章　習慣化のためのウォーキングプログラムの実際と評価

1) 介護予防マニュアル（改訂版:平成24年3月）:第7章 認知機能低下予防・支援マニュアル. http://www.mhlw.go.jp/topics/2009/05/dl/tp0501-1_08.pdf
2) Bandura A: Self-efficacy: Toward a unifying theory of behavioral change. Psychological Review 84: 191-215, 1977.
3) Bandura A: Social foundations of thought and action: A social cognitive theory. Englewood cliffs, NJ: Prentise-Hall, 1986.
4) Maddux JE, et al: Self efficacy adaptation, and adjustment: Theory, research, and applications. (pp.3-9, 19-20, 173-196, 305-324). New York, NY: Plenum Press, 1995.
5) Prochaska JO, DiClemente CC: Stages and processes of self-change of smoking: Toward an integrative model of change. J Consult Clin Psychol 51: 390-395, 1983.
6) Prochaska JO, Velicer WF: The transtheoretical model of health behavior change. Am J Health Promot 12: 38-48, 1997.
7) Yanagisawa H, Dan I, Tsuzuki D, et al: Acute moderate exercise elicits increased dorsolateral prefrontal activation and improves cognitive performance with Stroop test. Neuroimage 50（4）：1702-1710, 2010.
8) 矢冨直美，宇良千秋：ファシリテーターの役割と態度：地域型認知症予防プログラム実践ガイド. 東京, 中央法規出版, pp.64-70, 2008.
9) 矢冨直美：集団認知検査ファイブ・コグ（特集 軽度認知症をスクリーニングするための神経心理学的検査）. 老年精神医学雑誌 21(2)：215-220, 2010.

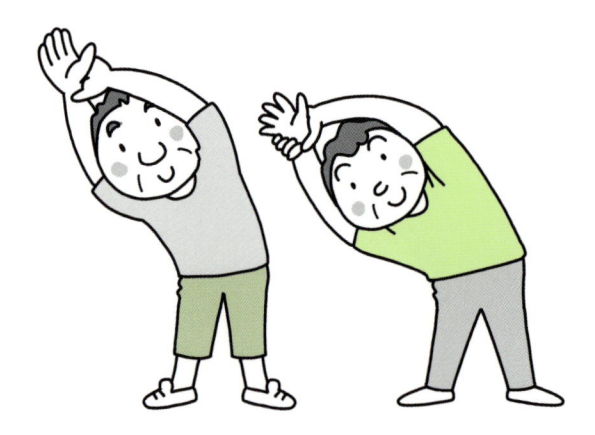

第5章　プログラムの実施とその後の継続に向けて

1) Krause N : Social relationships in late life. In R. H. Binstock & L. K. George (Eds.), Handbook of aging and the social sciences (6th ed., pp. 181 - 200). San Diego, CA: Academic Press, 2006.
2) Antonucci TC, Birditt KS, Akiyama H: Convoys of social relations: An interdisciplinary approach. In V. L. Bengtson, M. Silverstein, N. Putney, & D. Gans (Eds.), Handbook of theories of aging (2nd ed., pp. 247 - 260). New York, NY: Springer, 2009.
3) Kahn RL, Antonucci TC: Convoys over the life course: Attchment, roles, and social support. In P. B. Baltes & O. G. Brim (Eds.), Life-span development and behavior (Vol. 3, pp. 253 - 286). New York, NY: Academic Press, 1980.
4) Smith-Lovin L, McPherson JM: You are who you know: A network approach to gender. In P. England (Ed.), Theory on gender/feminism on theory (pp. 223 - 251). New York, NY: A. de Gruyter, 1993.
5) Batson CD, Ahmad N, Lishner DA: Empathy and altruism. In C. R. Snyder & S. J. Lopez (Eds.), Oxford handbook of positive psychology (2nd ed., pp. 417 - 426). New York, NY: Oxford University Press, 2009.
6) Gabriel S, Gardner WL: Are there "his" and "hers" types of interdependence? The implications of gender differences in collective versus relational interdependence for affect, behavior, and cognition. Journal of Personality and Social Psychology 77: 642-655, 1999.

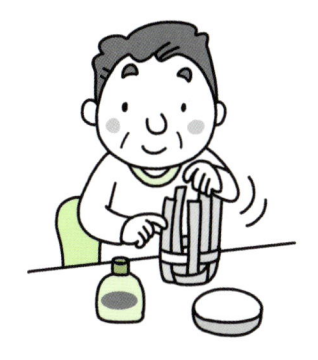

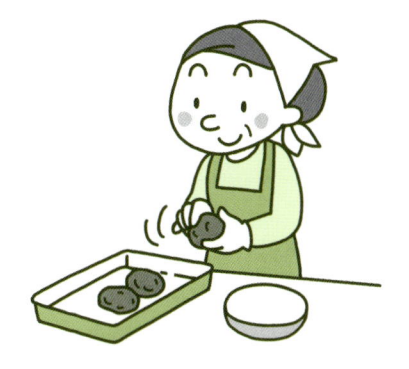

楽しくいきいき、認知症予防！
利用者像に合わせた認知機能低下予防プログラムの実際

2013年2月25日　初版第1刷発行

［監修］　　　高橋　龍太郎
［発行人］　　赤土　正幸
［発行所］　　株式会社インターメディカ
　　　　　　〒102-0072　東京都千代田区飯田橋2-14-2
　　　　　　TEL. 03-3234-9559　FAX. 03-3239-3066
　　　　　　URL.http://www.intermedica.co.jp

［印刷］　　　三報社印刷株式会社
［デザイン］　株式会社デザインコンビビア（AD：岡野祐三）

ISBN978-4-89996-308-0
定価はカバーに表示してあります。